小养生堂里大教授

吃的是食物还是毒物

东森财经新闻台·潘怀宗／著

東方出版社

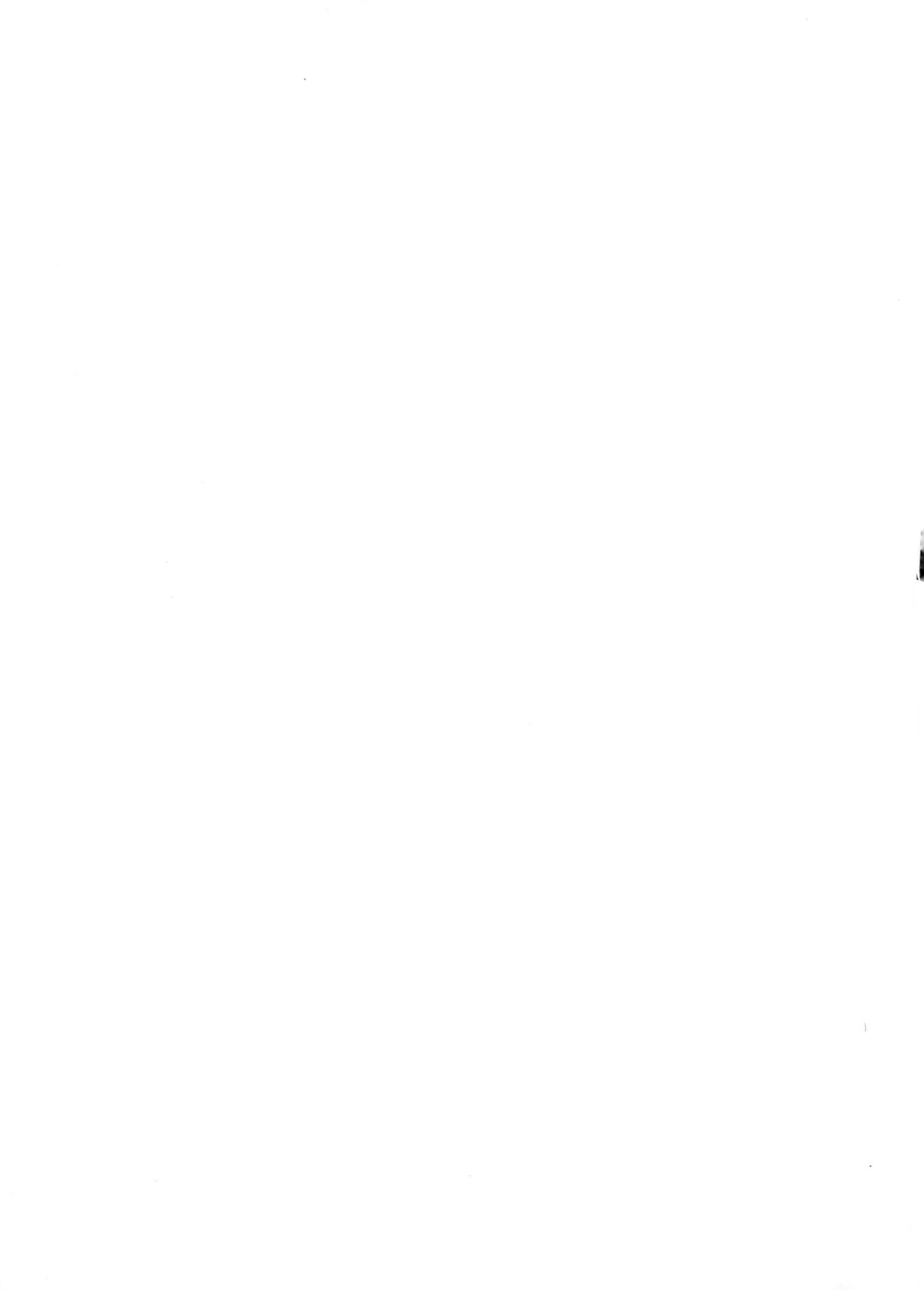

序 一

培养基本医药常识　常保健康身体无恙

台湾地区经济起飞，带来了优越的生活环境，也因此提高了民众的生活质量。民众在享用这经济成长的丰硕果实时，却往往对自己的身体疏于照顾。甚而在身体开始发出警告信号的时候，竟无从分辨这是一时的身体不适、抑或是疾病已经找上了自己！更不用说提早预防，防患于未然了。健康靠自己，因此平时就要多吸收有关医药方面的信息，充分了解疾病的相关知识与预防措施，才能使身体维持在最稳定的状态，免除疾病带来的身心折磨和后续庞大的医疗支出。

《57 健康同学会》自开播以来，东森财经台的工作人员对于每一项信息，均坚持用最正确且浅显易懂的方式，为观众提供最完整的医药知识。他们认真、专业和对医疗数据再三求证的态度着实令人钦佩，当然，这些付出已经让健康同学会获得高收视率的回馈！由于热情的观众一再反映，希望能将节目中的内容出版成书，这样就能将一些无法当场记录下来的重点，留存查考。经过同仁们的一致努力，现在健康同学会终于要出书了，正所谓“千呼万唤始出来”，相信每一位忠实的观众都会非常开心，同时也会有更多的人了解医药的相关知识。

最后，我期望藉由此书，让大家再也不会在身体发出警告时全然不知，也不要陷入各种不当医药广告的迷雾当中，结果白花钱又伤身，怀宗在此诚挚地推荐这本书给追求健康生活的您，让您活得更健康、吃得更快乐！

阳明大学医学院药理学教授
台北市议员
潘懷宗 博士

序 二

《57 健康同学会》诞生的历程

“健康同学会，同学会健康！欢迎收看 57 健康同学会!”电视上雅芳与我亲切又熟悉的对话，让观众与健康在每晚九点有了重要的沟通桥梁。如今这朗朗上口的台词与热门节目，看似浑然天成，其实它的诞生并不简单。今天就让我还原《57 健康同学会》诞生的历程。

在一个燥热的三月午后，东森财经新闻台，也就是我任职的电视台，台长惠惠姐把我叫进办公室，说她有意开一个晚间的新谈话节目。她有一个大胆的构想，希望开一个健康医疗节目，问我可不可行。健康医疗节目？还是在晚间黄金时段？乍听之下几近疯狂，因为没人这么做！当时医疗节目不多，即便有，节目的播出时段也是安排在婆婆妈妈及退休族的下午昏睡时段，要不就是沦为夸张的卖药的购物节目（或许称为广告也不为过）。不过，非洲人没穿鞋子的营销故事瞬间闪过我的脑海，还没有人在晚间做健康医疗节目不正是大大的机会吗？我立刻举双手赞成！没想到惠惠姐马上打蛇随棍上，“那你今天晚上就赶快把企划案写一写，明天公司的主管会议我们台可以提报！”……就这样，脸上三条黑线又无言的我，一分钟揽了一个苦差事在身上。接着更劲爆的来了！惠惠姐希望主持人是一男一女，因为财经台前一个节目《梦想街 57 号》，把憨厚的廖庆学与专业的陈斐娟搭在一起，结果大受欢迎，因此新节目也希望能够找出财经台第二对金童玉女。

哪位男士能够和美女主播搭档呢？不能太年轻，免得像阿姨配侄子；但也不能太老，免得吸引不了公司与广告主希望的年轻族群……“安德，就是你啦！”惠惠姐又打了一声响雷！什么？是我？虽然我在电视台工作已经二十多年，最近我也成功减肥二十公斤，但我已经退居幕后十多年，实在没有复出的心理准备。不过在惠惠姐苦口婆心地给我信心鼓励以及夸赞我具幽默感，兼之不断暗示找我比找其他男主持人“便宜”许多（不是许多，是非常多！），可以帮公司节省大笔经费的情况下，我就这样成了新节目的制作人与内定男主持人。

当天晚上我必须把企划案搞定，而春天的夜晚是十分热闹的，下了班大伙儿都在网络上热闹地聊天。我坐在计算机前，苦思着新的健康节目究竟要怎么做才能具有特色，可要有些创意才行。这时在 facebook 上瞄到我的小学同学网站，正在四处寻找多年没有音讯的同学与老师，我突然灵光乍现，“对了！干脆在电视上开同学会岂不美妙？”而电视同学会的主题就是健康！同学若是十几二十年不见，话题恐怕就会从“你变胖了！”“你怎么开始秃头了？”“几个小孩？健康吗？”一路聊到“如何健康养生？”“哪种保健食品最好？”“哪个医院哪个医生好？”

于是我文思泉涌，一切依照学校生活与同学会的模式设计节目。没多长时间，就规划出“同学怎么了”（嘉宾与嘉宾亲朋好友的病例）、“同学小报告”（嘉宾分享健康看法）、“健康随堂考”（真可怜！人生永远逃离不了考试）等单元。接着又想到让参加节目的嘉宾都要个噱头，用“几年几班”称呼，这样嘉宾的年龄除了大胆曝光之外，观众也能猜得出嘉宾大概的身体状况了，也是一个趣味点。再往下发展，同学会的主持人就不是主持人，而是值日生了，专业嘉宾不仅拥有原来的医护人员头衔，同时也都成了教导我们健康教育的老师。

在节目的 slogan 方面我遇到了难题，不是想不出来，而是想到的太多。我首先想到的是“同学，你累了吗？欢迎参加 57 健康同学会！”这句蛮牛饮料的山寨版台词。若当期节目主题是“胃”，台词就变成“同学，你胃不好吗？欢迎参加 57 健康同学会”。第二个想法是我对女主持人说“你是我的高中同学吗？”然后女主持人回答“我是你的高中老师！”，然后我们一起大声说“欢迎参加 57 健康同学会！”第三个想法才是最简单的“健康同学会，同学会健康，欢迎参加 57 健康同学会！”这里的“会”有双重意义，一面指的是“同学‘一定’会健康”，另一面是所有的人包括观众来“会会”健康——这个我们节目最重要的“主角”。就这样，最平实但也最具深层意义的 slogan 诞生了，前面两个搞笑版当然没有采用。另外我原本还想用十八铜人的金身半裸造型面对观众，这样每期节目讲到哪个器官，女主持人就用棍子指到我身上器官的相对位置就可以了，但终究这牺牲太大，没有实现。

写完企划案的第二天，惠惠姐带来两个好消息：一是在公司主管会议上，大家非常喜欢节目“同学会”的概念，因此通过了企划案；其次是最知名的潘怀宗博士，愿意当我们节目的固定嘉宾！这真是天大的好消息，我们节目找到了另一个台柱，也增加了节目的专业性与权威感！于是我仍然以学校作为出发点，帮潘老师想了一个“保健室主任”的角色。一开始我想现在学校已经没有“保健室”，都叫做“健康中心”，那么应该叫“健康中心主任”还是“保健室主任”呢？想了半天我决定用“保健室主任”，因为这个称呼既怀旧又亲切。直到现在，潘老师还说许多观众在路上认出他，都叫他“保健室主任”呢！后来节目竟然也自动发展出“保健室阿伯”（嘉宾江中博）与“保健室阿姨”（嘉宾周怡怡）来，真是可爱。

如今《57 健康同学会》出书了，其实，从节目一开始就不断有观众及网友问我们何时出书及 DVD，好让他们系统地吸收健康新知识，因为平常难免会因为有事而漏看个几期，而又十分担心没看到的那几集就是最重要的。如今承蒙台视文化公司将《57 健康同学会》的精华集结成册，相信必定能够造福更多的民众。

对于《57 健康同学会》节目制作团队惟杰、佳芳、雅舒、台英、佳橤、伃芃以及我而言，每一期节目都是美好的回忆。你问我这本书有没有潘老师的养生方法与秘方？当然有，不过更完整的版本，那要等到下一轮的 57 堂健康课才会公布，敬请期待。

而我，制作与主持《57 健康同学会》的最大遗憾，就是因为太忙而乱吃，体重反弹，又胖了四公斤！（不好意思，这是借口……）可见在追求健康的道路上不进则退，愿大家与我在未来都能为自己和家人的健康努力不懈，加油！

《57 健康同学会》

第一代制作人兼主持人

隋安德

序 三

《57健康同学会》收视百分百

对《57健康同学会》来说，我是一位转学过来的学生，除了早上继续打拼财经之外，晚上还要加修最重要的健康学分。雅芳从139期加入主持，现在节目已经跨入200期，就像FACEBOOK常有同学留言，我希望这个优质节目能长命百岁，而我也期许，能和安德哥成为最长寿的主持人。

在健康同学会里，我认识所谓的三高（高血糖、高血压、高血脂），和投资股票的三高（高获利、高成长、高ROE股东权益报酬率），可说是南辕北辙，要健康，一定要避免前者的身体三高。还有我们常吃的全麦面包，原来只是加了麦麸的山寨面包，老师教我们选购食物的望、闻、问、切，真的受用无穷，另外很多似是而非的观念，都可以在节目中找到答案，这就是您看到的健康同学会，它帮您注意平常生活中易被忽略但却极重要的健康议题。

有句话说吃补之前先补知识，正如“保健室主任”潘怀宗博士常说的：大家拼命赚钱为的是让银行存折的数字越来越大，可是却忘了在健康存折里存钱。人生有许多事可以归零后重来，但只有健康是不能重来的。新的一年您有什么投资计划呢？有哪些稳赚不赔的投资，我帮大家盘算了一下，每天晚上9：00只要坐在电视机前看同学会补知识，几乎不必花任何成本就可以拿到健康财，划算吧！如果还能让身体动一动就更完美了，因为铁不冶炼不成钢，人不运动也会不健康。

很多人都说这是一个看了会健康的节目，对我们制作单位来说，这个节目也改变了我们。比如“班长”隋安德为了制作主持这档节目，减肥20公斤，工作的同时，还收获了健康。不过安德的隐私也几乎全都公开，现在全国观众都知道他有高血压，真的该颁个最佳牺牲奖给他。还有我们的“保健室主任”潘博士常把最难懂的医学，讲得浅显生动、幽默风趣，而且中西医融会贯通，诺贝尔健康奖非他莫属啦！当然还有专业嘉宾及同学加上我们幕后的团队（常熬夜查数据），因为有你们，节目加分很多，所以大家都可领个健康加分奖。至于雅芳呢，希望有一天可以得到进步奖，当然还有最重要的就是电视机前的“同学”及拥有这本书的每个读者，谢谢大家的鼓励支持，希望大家都能拿个健康奖、支持奖！

雅芳能参与这个节目，受惠良多，要感谢的人太多太多了，包括总经理陈继业、副总经理潘祖荫、台长李惠惠、潘老师、安德哥……因篇幅有限，等待金钟奖领奖时再说吧！

57健康同学会主持人

张雅芳

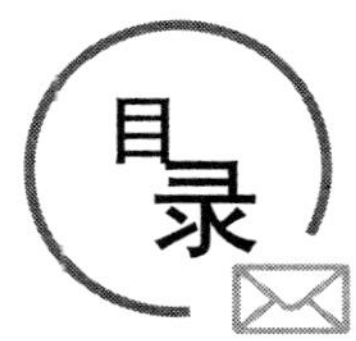

序一　培养基本医药常识　常保健康身体无恙 / 001

序二　《57 健康同学会》诞生的历程 / 003

序三　《57 健康同学会》收视百分百 / 008

第 1 课　乱吃维生素，小心要你命 …… 001

第 2 课　破除健康食品迷思 …… 008

第 3 课　深入剖析几种流行的健康与保健食品 …… 014

第 4 课　吃的是食物还是毒物? …… 022

第 5 课　洗菜如何洗去农药残留? …… 027

第 6 课　外食族黄金健康法则 …… 031

第 7 课　抗癌食物与垃圾食物大 PK …… 038

第 8 课　揭开各种食用油的秘密 …… 051

第 9 课　不吃早餐，五大毛病随身来 …… 059

第 10 课　十大五谷杂粮大剖析 …… 067

第 11 课　我们每天吃的鱼有毒吗? …… 083

第 12 课　喝茶有益健康——认识茶的功效 …………………… 097
第 13 课　咖啡健康喝 ……………………………………… 105
第 14 课　吃冰真能消暑解渴? ……………………………… 110
第 15 课　吃水果要看属性、体质、时机 …………………… 115
第 16 课　金枪鱼罐头与金枪鱼三明治卫生安全吗? ……… 122
第 17 课　你吃的调味料健康吗? …………………………… 127
第 18 课　鳕鱼、头足类海产出了什么问题? ……………… 132
第 19 课　如何正确摄取醣类（碳水化合物）保健康? …… 137
第 20 课　生鱼片怎么吃才安全? …………………………… 143
第 21 课　破解八大饮食传言………………………………… 148
第 22 课　不可轻忽的眼睛预防与保养 …………………… 153
第 23 课　小心！浴室隐藏的易被忽略的无形危机 ……… 160
第 24 课　可怕！塑料品隐藏的危机 ……………………… 167
第 25 课　住宅质量关乎你的健康 ………………………… 173
第 26 课　易被忽视的居家空气污染 ……………………… 180
第 27 课　小心空调病上身…………………………………… 186
第 28 课　厨房锅碗瓢盆，该怎么使用最安全? ………… 193
第 29 课　手机电磁波真可怕………………………………… 198

关于幽默风趣的保健室主任
中年男子的魅力——潘怀宗博士/教授 ……………………… 205

第1课　乱吃维生素，小心要你命

一般，人们常将维生素列为营养补充品，但摄取过多或不当反而起不到应有效果且有害身体健康，那维生素该怎么吃才健康呢？

有许多疾病是因为缺乏特定的维生素所引起的，只要补充该种维生素往往就可以解除疾病症状。比如服用维生素A可以治疗及预防夜盲症；维生素B2可以治疗口角炎；维生素B6可以减缓妊娠呕吐的症状，也可用来预防及治疗某些药品所引发的神经病变；维生素C可以治疗坏血病；维生素D除了可以帮助身体吸收钙质，也可以减缓副甲状腺机能低下的症状……虽然维生素在人体所占的比例不高，但其地位举足轻重，也因此有许多维生素相关的研究，让我们更了解它们之间不同的功能。但是当许多人开始把维生素作为营养补给品时，已有一些研究显示过量的维生素也会造成身体的不舒服，因此维生素即使对人体有益，但是乱吃或过量补充对身体还是会有不良的影响。

2010年年初，瑞典科学家在《美国临床营养期刊》发表了一篇研究报告指出，女性如果摄取过多的维生素A或维生素E，罹患乳癌的比率比不摄取维生素的人还要高两成。芬兰也曾发表过类似的报告，过量服用维生素A和维生素E，得癌症的概率的确比不吃的人高了18%。在许多人的观念里，认为吃维生素A对眼睛好，维生素E甚至可以直接拿来擦在脸上，怎么吃了它们会得癌症？真令人难以想象。

这份研究报告是瑞典研究机构针对35 000多名年龄49到83岁的女性，进行长达10年的追踪研究，发现定期服用综合维生素的中老年女性，罹患乳癌的风险比服用其他维生素的女性高出将近两成，怀疑综合维生素会使乳腺组织密度提高5%，从而间接触发肿瘤生长。此外综合维生素当中的叶酸，如果含量过高也可能会促使肿瘤的生长。

不过专家也怀疑，会服用综合维生素的人多半是生活作息不正常，为了补充营养才吃的，所以罹患乳癌最根本的原因，可能跟不规律的生活习惯有关，综合维生素只是扮演推波助澜的角色。针对这份研究报告的可信度，保健室潘主任略有质疑，但在过量服用维生素这个问题上，潘主任认为的确有注意的必要。

补充维生素要适量

一般来说，维生素分成两种：脂溶性与水溶性。脂溶性包括 A、D、E、K，吃到身体里较容易累积；水溶性的 B 和 C 则很容易排出。相关卫生部门有一个每人每天维生素的建议摄取量，超过这个量才叫做过量。所以一般说来，只要能够均衡饮食，就能摄取到所有的维生素。然而，这对现在工作繁忙的都市人来说，是不容易做到的。所以，补充适量维生素的想法，潘主任也只好勉强同意，不过，一天一颗综合维生素就够了。

当你购买综合维生素时，里面都会随附一份说明，清楚注明产品是合乎相关卫生部门建议量的 100% 还是 80%，潘主任也观察过许多不同品牌的维生素，通常都是符合 100%，所以若依照说明书所载服用市售维生素应该是不会超量的。

叶酸的神奇功能

至于报告中提到的叶酸，又称维生素 B9，是属于水溶性维生素 B 群的一种，相关卫生部门建议的摄取量是每天 400 微克。瑞典的研究报告指出，若综合维生素里含有过多的叶酸，可能会增加患乳癌的风险。为什么呢？因为叶酸主要负责 DNA 与 RNA 的合成，我们身体的细胞如果要更新或因受伤必须增生、补充的时候，就需要叶酸来辅助。另外叶酸在造血的时候非常重要，缺乏它就会出现严重的贫血。

综上所述，由于叶酸的功能是使细胞增生，因此瑞典的研究就认为叶酸过量，会增加乳房细胞增生而提高 5% 的致密度，这的确有可能造成乳癌罹患率的增加。潘主任认为，细胞只要一直在分裂，就容易被攻击，因为我们的 DNA 是双股螺旋，放在细胞核里面，任何东西都打不到它，即使是紫外线、过氧化物也拿它没辙，但是当细胞要复制的时候，这两条线就要打开，等于把全身都曝露在外头，这时候如果有“子弹”打进来，它就容易产生变化。因此，体内若有致癌物质存在（通常都有），身体细胞又碰巧在分裂的话，就比较危险。同理，若乳腺细胞一直生长，就更容易受到攻击。

的确，长期而过量地服用维生素，确实可能伤害身体，那究竟会有哪些副作用呢？

A	急性中毒（一次食入大量）：恶心、头痛、呕吐、颅内压增高、晕眩、视力模糊、肌肉不协调、易怒等。 慢性中毒（经年累月过量）：疲倦、皮肤干燥发痒、掉发、肝脾肿大、食欲不振、骨头及关节疼痛、肌肉无力、暴躁不安等，另瑞典最新研究报告提及会增加骨折概率。
B2	偶尔引起瘙痒、麻痹、灼热感、抽痛等症状，但目前尚无由食物或营养补充剂摄取过量后的毒性反应相关报告。
B3	体泛红、恶心、呕吐、腹部痉挛、腹泻、虚弱、头痛、失神、冒汗、高血糖、高尿酸、心律不齐和黄疸。
B4	（又称胆碱或胆素）肠部出毛病。
B5	腹泻。
B6	症状轻微者嗜睡，甚至会引起过敏性休克；严重者神经受损，感觉系统失调、运动神经失调，使手脚出现麻木和行动不便的现象，甚至造成永久性的损伤。
B9	皮肤过敏发红、痉挛；可能引发中枢神经系统疾病，也与癫痫症发作有关。
C	腹泻、肠胃不适、促进结石的形成与复发、干扰抗凝血剂、破坏红血球、过量吸收铁质及铜。

（续表）

D	恶心、呕吐、腹泻、虚弱、剧渴、体重减轻、血压升高、多尿及夜尿、肾脏受损，并导致血液中钙过剩，而引起动脉硬化、胃或神经失调及软组织钙化。
E	头昏、晕眩、恶心、疲劳、肠胃不适、血脂过高、血液凝固障碍、血清甲状腺素下降，降低维生素 A、维生素 K 的利用；美国最新研究指出会增加出血性中风的危险。
K	导致人体出现痕痒和长疹的现象；有损肝脏功能，肝病患者不宜服用；正在服用抗凝血剂的人要避免大量摄取。

虽然看到这些副作用会令人心生恐惧，但一般人吃维生素要吃到过量的机会真是微乎其微。以维生素 A 来说，一般每人每天的建议用量是 500 到 600 微克。要吃到过量，得要单次服用 1 500 微克，也就是要超过正常剂量的三四倍以上，而且要长期服用才会过量伤身。

至于维生素 B，它不是单独存在的东西，必须称它为维生素 B 群或者叫 B Complex。补充单一的维生素 B 是没有用的，它必须要 B1、B2、B3、B4、B5、B6、B7、B9、B12 共同补充才能产生效能。通常我们补充 B 群，是要让我们的身体产生能量，充满精神，因此许多提神饮料，或是应付熬夜的营养补充品，都跟 B 群有关。所以服用 B 群时千万不要在晚上，因为吃了以后反而会睡不着。

维生素 C，每天只要 100 毫克就足够了，由于它是水溶性的不能够累积，所以必须每天吃，不过潘主任还是希望大家多吃蔬菜和水果，若非要补充维生素 C，一次服用 100 毫克就好了，或分服用，早上与下午各吃 50 毫克，这比一次吞 1 000 毫克来得好，因为1 000 毫克的分量上一次厕所就全排掉了，很不划算。因此，维生素 C 的补充原则是少量多次。

执行保健三招，轻松没烦恼

总之，保持健康没有捷径，潘主任建议大家每天务必执行保健三招：一、保持愉快的心情；二、适度的运动；三、正确的饮食。潘主任强调，这个顺序非常重要，如果一个人心情不愉快，什么病都会出现，不管你怎么吃都没用；有了愉快的心情也要有适当的运动，才能保持身体的活力；最后才是正确的吃。但现代人很奇怪，每天都绞尽脑汁在研究要怎么吃，吃什么？却不想一想如果第一、第二点都做不到，那么不管怎么吃都没用；假使能保持愉快的心情，又有适度的运动，就算物质条件不好，无法做到正确的吃，还是可以轻松活到 120 岁喔。

维生素是维持人体功能正常运作的基本元素之一，也是不可或缺的营养素，所以我们要对它有基本的认知：凡事过犹不及，摄取不够或过量都会有问题；而且不同的人、不同的体质、不同的年龄、不同的目的、不同的食物与吃法，所需要与得到的维生素不尽相同，无法一概而论，这也是我一再强调均衡饮食如此重要的原因。

发觉自己身体某些症状是缺乏维生素所致，如时常感觉疲倦可能需要补充维生素 B 群；眼睛使用过度有干涩困扰要多吃富含维生素 A 的食品；肌肤想更水嫩漂亮得加强维生素 C 的吸收……但只要稍微增加吃这些食物的次数即可，而非大量吃或专吃特定的饮食，因为各种维生素之间都有相互平衡的微妙关系，摄取太多反而无益。

第2课　破除健康食品迷思

台湾人爱吃健康食品！但是，健康食品吃太多或吃错了，对人体健康会产生负面影响。因此，吃健康食品之前，必须进一步认识何谓“健康食品”，同时纠正一些错误观念，才不会花了大把冤枉钱又伤身。

在国外，谈到健康食品，大家都知道它是“食品”的一种；但在我国台湾地区，“健康食品”四个字不能随便使用，必须经过卫生署认证，取得“健康食品”标志；其他在合法范围内，未取得认证的商品，则称为“保健食品”，两者是有区别的。换句话说，“健康食品”是经权威部门认证，有一定质量保障，可以依照卫生单位核准的“保健功效”做广告宣传。除此之外，任何食品标志或广告如涉及“保健功效”的宣传，就违反了健康食品管理法的规定。目前通过权威卫生部门审核的健康食品共有184种，换言之，这184种商品之外的所谓“健康食品”，都是非“健康食品”。有些所谓的“健康食品”

成分标识不明，可能掺有西药等其他成分，长期服用会引起慢性中毒。

经权威专业部门核定才有保障

市面上的健康食品，不论是胶囊、锭剂或液状，其成分（内容物）大抵来自以下几大类：

植物类：复方草本、保健药草茶、人参、花粉、芦荟等。

基本营养：维生素、矿物质、蛋白质、免疫奶粉。

动物类：鸡精、蜂胶、鱼油、蜂王浆、燕窝等。

微生物类：发酵及酵素产品。

机能性成分：己丁聚醣、食物纤维、卵磷脂、胶原蛋白、大豆异黄酮。

其他复方：减肥、性功能、护肝、丰胸美容。

至于健康食品的功能，根据目前核定的健康食品保健功效包括有：调节血脂、调节肠胃功能、增强免疫机能、改善骨质疏松、牙齿保健、调节血糖、护肝（针对化学性肝损伤）、抗疲劳、延缓衰老、促进铁吸收、调节血压、不易形成体脂肪、辅助调整过敏体质等 13 项功能，其中以调节血脂、肠胃道两项功能的健康食品最多也最常见。

目前台湾地区的老百姓最热衷购买的十大热门健康食品（非按照排名）有葡萄糖胺、银杏、蚬精/锭、大豆异黄酮、蜂胶、海藻、鱼油、红曲/纳豆激酶、月见草、灵芝/人参/鸡精等。不过，这十大热门健康食品多可从食物中获得，且人们对其功效也是似懂非懂，需要予以普及这方面的知识。

总而言之，健康食品和保健食品差别很大，大家需要区分清楚。

十大热门健康食品的功能与副作用

●葡萄糖胺

功能：刺激软骨细胞产生胶原蛋白及蛋白多醣，修护受损的软骨组织，促进关节软骨素及关节液重要成分的形成，改善关节退化和摩擦发炎等症状。

副作用：肠胃不适、末梢水肿及心律不齐，高血压、心脏病、肾脏病患者宜小心服用；孕妇不建议食用。

食物来源：要补充葡萄糖胺，不一定非要吃健康食品，多吃软骨、鸡爪或猪脚筋就可以获得。

●银杏

功能：治疗血管性老年痴呆症、改善血管循环等作用。

副作用：头痛、恶心、腹泻、过敏。且可能与阿司匹林相互作用，造成出血的并发症，对心血管疾病患者，可能会导致其出现出血性中风等致命危机。

●蚬精/锭

功能：短暂消除疲劳，补充肝脏营养。

副作用：高血压、肾脏病及下肢水肿的病患不适合饮用，因其本身的代谢较慢；又因蚬精含钠过多，若累积在人体中则不易排出，容易对心脏及肾脏造成负担。

食物来源：只要适度休息、不要有太大压力就够了，无须多吃保肝锭。

●大豆异黄酮

功能：改善女性更年期症状、抗氧化、预防骨质疏松及心血管疾病。以保养而言，大豆异黄酮的摄取能刺激胶原蛋白生长，维持肌肤弹性。

副作用：过早服用易造成月经不止。

食物来源：多喝无糖豆浆，尤其是黑豆浆，就可充分获得。但要注意，豆浆每天喝两杯，一杯200c. c. 就足够了，因为蛋白质摄取过多，反而对肾脏有害。

●藻类

功能：含有陆生植物所缺乏的活性物质，包括各种多醣类、蛋白质、脂质等。不同藻类有不同用途，如蓝藻含丰富的维生素B群及铁质，绿藻可以抗癌、调节免疫功能。

副作用：使用者本身体质可能不适，或生态环境被污染。

食物来源：多吃天然的海藻类食物，如海带、裙带菜等。

●鱼油

功能：含多元不饱和脂肪酸，清血，利于降低血压，从而减少血管疾病的发病率。

副作用：吃多易发胖，造成脂肪肝；长期服用会导致血小板数目降低，使凝血时间延长。

食物来源：要多摄取不饱和脂肪酸，每周吃鱼的次数在两次以上，不需服用任何胶囊。若吃素，可用亚麻仁油取代。

●蜂胶

功能：促进免疫细胞再生与吞噬细胞活性效果，增强免疫力，抗菌、抗病毒、抗癌，有助呼吸道的发炎及皮肤症状的改善。

副作用：已知对蜂蜜制品过敏者请勿使用；酒精过敏者，不宜使用以酒精萃取之蜂胶；孕妇使用前需先咨询医生；两岁以下幼儿不能食用。

●红曲/纳豆激酶

功能：红曲有降血脂的功能，纳豆可抗凝血，二者都有保护心血管等功效。

下一章节将会深入剖析。

●月见草油

功能：抑制前列腺素合成，防止子宫胡乱收缩，调节荷尔蒙平衡，舒缓经期不适及更年期障碍；改善皮肤干燥、发痒及异常症状，维护头发及指甲的健康。

副作用：孕妇不要食用，以免大出血；一般人多用则会减少身体的抗氧化功能；有吃阿司匹林和红花苜蓿者，及服药中的癫痫病人，应避免服用。

●灵芝/人参/鸡精

功能：人参有消除疲劳、补气强心、调整血压、增强记忆力、增强免疫功能的效用。

副作用：人参吃多易兴奋、烦躁、头痛、失眠、心悸，甚至急性神经中毒。

灵芝及鸡精在后面的章节中有详细说明，在此不再重复。

总之，健康食品虽然多取自植物萃取物，但不要因此就把健康食品当药物吃，必须了解自己的身体需求，选择适合的健康食品才能永葆身体健康，过度依赖反而破财又伤身。最重要的是，均衡饮食胜过吃一堆健康食品，与其花钱买健康，不如多运动！

服用健康食品应谨记四守则：

1. 有需要再吃：每隔2～3天吃一次，或遇特殊情况再吃，可降低过量危险，补足身体需求。

2. 注意药物间的相互作用：健康食品经常与西药产生作用，如鱼油、大蒜、银杏和阿司匹林并用会产生出血危险，建议食用前询问医生。

3. 不要超过每日建议量：过量食用健康食品会对身体造成毒性并增加代谢负担。

4. 选择小包装：藉此保持产品的新鲜度。

第3课　深入剖析几种流行的健康与保健食品

燕麦、灵芝、红曲、人参、鸡精等健康食品与人们的生活越来越密切。吃了这些健康食品之后真的能营养补身、保健康吗？它们是否有什么特殊成分？每个人都适合食用吗？有没有副作用？

现代人在外面吃饭的情况越来越普遍，摄取的营养成分不均衡，很多人都会选择健康或保健食品来补充缺乏的营养素。市面上健康或保健食品每隔一段时间就推陈出新。人们经常来信询问的，包括燕麦、鸡精、四物饮等饮品；灵芝、牛樟芝、红曲等传统类；还有外来的如纳豆、巴西蘑菇，以及萃取动植物营养的甲壳素、益生菌、鲨鱼软骨等。

这些健康或保健食品，每一样人们都耳熟能详，大家或多或少也都食用过，究竟其成分与功效如何？许多人仍怀有疑问。因此，有必要为这些流行的健康食品进行“体检”，让民众充分了解它所含特殊成分的效能与禁忌，以及正确的用量和食用方法，才能化解心中疑惑，吃得安心又健康。

●燕麦

成分：脂肪含量居所有谷物之首，含人体所需的 8 种氨基酸和多种维生素。

功能：降低血糖、胆固醇。

副作用：会减少胃肠对药品的吸收。

注意事项：食用燕麦与药品中间应间隔 2 ~4 小时。

燕麦含有水溶性纤维，有降低胆固醇以及三酸甘油酯的功效。其水溶性纤维主要是 β－葡聚糖，这种纤维进入肠道后，能吸收肠道内的胆盐与胆固醇，同时减少碳水化合物吸收速率，有助维持血糖稳定。因此，除了心血管疾病之外，燕麦对于糖尿病患者也有帮助。

燕麦奶是市面上十分受欢迎的燕麦加工食品，许多消费者因为燕麦的诸多益处，而从原本的冲泡、煮食改成喝燕麦奶，但必须要注意热量问题，因为它的碳水化合物含量几乎等于半碗饭。如果喝了燕麦奶，其他两餐最好少吃半碗饭，以免摄取太多的热量。此外，谷类食品所含的磷都偏高，燕麦也不例外，因此，肾脏功能有问题的人以及洗肾患者要特别小心燕麦的摄入量，千万不要以为好处多，就放心大吃特吃。

●鸡精

成分：90% 鸡汤、5% ~10% 调味或中药材、蛋白质、维生素、矿物质。

功能：抗疲劳，增强免疫力，促进铁质吸收。

注意事项：1. 钠含量高，高血压患者谨慎食用。

2. 钾含量高，肾脏病患者谨慎食用。

3. 普林含量高，痛风或高尿酸的人不宜食用。

喝鸡精好还是喝鸡汤好？两者的吸收功效不同，全看个人体质与健康状况。纯就天然非加工来说，鸡汤当然优于鸡精；但论及功效，就看鸡精有无权威部门的健康食品认证，若没有，大家就要当心了。目前市面上也卖孩子饮用的鸡精，且制成巧克力等口味。那么他们适不适合喝鸡精？切记潘主任常说的天然最好。对于鸡精成分问题，因为合格厂商在制作过程中已将其中的有效成分稍微降低，只要不过量饮用，应不至于造成孩子的身体负担。

●四物饮

成分：当归、熟地黄、川芎及芍药。

功能：可调节生理机能，滋补血气。

副作用：四物药性温热，不宜天天用，因为它有可能会造成体内荷尔蒙失调，甚至诱发子宫病变。

四物在中国古代医学典籍中，是活血化瘀的方剂，也就是所谓的“补血”处方，不少女性朋友常在月经来时服用，结果造成经血不止。事实上，四物应用于贫血体质，月经结束后才宜服用。此外，不是每个人都适合饮用四物汤或四物饮，例如子宫肌瘤患者就不适宜，体质燥热者喝了也容易出现嘴破、长青春痘、失眠、口干舌燥等症状。

●灵芝

功能：调节人体新陈代谢，提高自身免疫能力，抗衰老。

副作用：虽有调节免疫作用，但也会干扰、打乱人体免疫系统。

成分含多醣体、三萜类以及可增加红血球吸氧能力的有机锗等三种特别物质，尤其是它的多醣体比例很高，对人体免疫调节具有良好功效，但不能因此食用过量，以免造成反效果。

许多人以为，人参和灵芝同样具有提高免疫力的功效，事实上，这是错误的观念。人参的主要作用是补气，尤其对于血液循环不良、手脚冰冷的人来说，有相当好的效用。但人参也不能随便乱吃，要依据个人体质来选择。如高丽参经过炮制，燥热度最强；西洋参未经炮制，燥热度较低；参须则又更低。因此，身体状况正常者，或是冬令进补，或是体质虚寒，均可食用高丽参；如果想于夏天补身，或身体强壮但有点气虚的状况，则应食用西洋参。总之，食用人参时，必须根据其属性与个人体质及状况来选择。

●牛樟芝

功能：增加免疫能力及保护肝脏。

副作用：具溶血功能。

注意事项：出血性疾病患者和经期中的女性不宜使用。

牛樟芝内含许多三萜化合物，对人体肝脏具保护作用，能减少疲劳，也能增加免疫力。牛樟芝跟灵芝一样都富含多醣体、三萜类和有机锗等三种特别物质，差别在于，灵芝的多醣体含量高，但三萜类只有5%左右；牛樟芝正好相反，它的三萜类比例高达45%。换句话说，灵芝的主要功效在提升免疫力，牛樟芝则是有助肝脏的保护。

●**纳豆**

功能：活血、抑制血小板凝结，可预防脑血管、心血管梗塞。

副作用：抗凝血。

注意事项：1. 若罹患消化性溃疡、痔疮等出血性疾病，或手术后有伤口，长期大量食用，可能导致病情或伤口恶化。

2. 有凝血疾病的患者，或正在服用抗凝血剂者，不可服用。

纳豆内含纳豆激酶，经研究可抑制血小板凝结，同时可以清除血中堆积的胆固醇。市面上贩卖的纳豆激酶胶囊如果纯度高，对预防脑血管与心血管梗塞的效能更高。同时，就营养而言，纳豆的营养成分多，富含千百种物质，有助人的体内环境达到平衡。

一般人对纳豆都不太了解，在此潘主任特别澄清，纳豆只能抑制血小板凝聚，有通血功效，并不会降低胆固醇。此外，若目前正服用纳豆激酶胶囊或抗凝血剂，如预防心肌梗塞、脑中风的阿司匹林等，在进行任何手术，包括拔牙之前2个星期就要停用，否则会血流不止。

●**红曲**

功能：降低胆固醇。

副作用：肠胃蠕动不好的人，多吃红曲会产生胀气。

注意事项：不宜和降血脂药物、葡萄柚汁同时服用。

红曲中的红曲菌素K，是一种史达汀类的化学物质，能够降血脂、抑制肝脏合成胆固醇的酵素，人类之所以能够研发出许多有效的降血脂药物都多亏它了。

使用红曲要想达到健康功效，一天要吃 27 克才足够。因此若胆固醇太高，仍需就医。至于市面上的红曲饼干、红曲蛋卷、红曲香肠等，所含红曲成分非常少，热量却很高，吃多只会肥胖。建议不妨将红曲入菜，才能吃得营养又健康。

●益生菌

功能：调节肠道，调节免疫系统，通便。

副作用：吸收太多或菌种错误的益生菌，可能对肠胃造成不良影响。

注意事项：1. 益生菌种类繁多，未必所有菌种都对人体有益。

2. 幼童正在发育阶段，对益生菌需求不高，吸收太多可能对肠胃造成不良影响。

益生菌胶囊是时下相当流行的健康食品，不同的益生菌（如比菲德氏菌、乳酸菌、双歧杆菌等）有不同的功能。但除了益生菌之外，有时也要佐以益生质，也就是寡醣或多醣体，才能有助体内益生菌的生长。例如喝酸奶，最好选择添加有寡醣成分的，否则效果会大打折扣。此外，孩童服用益生菌应该按照剂量的推荐要求，服用过多不见得有益身体健康，反而是一种浪费。

●巴西蘑菇

功能：含特殊多醣体和丰富的氨基酸、维生素、矿物质，可促进新陈代谢，增强免疫力。

副作用：巴西蘑菇菌种多，不同菌种与不一样的栽植方法，都会让功效变质。

注意事项：巴西蘑菇在生长时容易吸附重金属物质，消费者选用巴西蘑菇产品时，需注意重金属含量。

巴西蘑菇最为珍贵的成分就是其含有的独特的高分子多醣体。经研究显示，它可诱发许多生理反应，具有防癌作用。另外，对降血压、降血糖、降胆固醇也很有帮助。市面上的商品除胶囊外，也有饮品可供选择。

●甲壳素

功能：在肠道中可吸附油脂，达到减肥效果。

副作用：长期服用会影响脂溶性维生素吸收，造成肠道的阻塞，令排便不顺。

注意事项：不要与鱼油同时服用。

甲壳素在胃中具有能溶解且吸附油脂及胆固醇的独特能力，又因其几乎无法被消化，所以，它可以应用在安全减肥与降低胆固醇方面。很多女性喜欢利用甲壳素来减肥，但如前所述，需注意便秘问题。

●鲨鱼软骨

功能：提供关节营养，帮助软骨重建，阻断新生血管生成。

注意事项：发育中的孩童和胎儿的血管新生旺盛，因此孕妇和儿童不宜服用。

软骨素最大的来源就是动物的软骨，通常都是猪、牛、鸡、鸭等的软骨，当一个产品只标示“软骨素”的话，它的原料就是上面四种动物之一。而鲨鱼的软骨则是成本最高的软骨素，所以，来源会特别标示成“鲨鱼软骨”。

健康食品并非吃得越多越好！多吃天然食物，均衡营养，才是追求健康的不二原则。若一定要吃健康食品，须注意以下事项：

1. 健康食品介于食品与药品之间，摄取过量会对肝脏、肾脏造成危害。

2. 鱼油中的EPA、DHA能提供神经系统所需养分，对于学龄前的幼童很重要，对于老年人则可预防痴呆症。

3. 健康食品只要放在阴凉处即可，若放置在冰箱内仍要注意保存期限，并非可以永久保存。

4. 大蒜的主要功效并不在抗癌，但大蒜素含有丰富的维生素B1，可促进正常代谢，有效消除疲劳。当身体疲倦时，服用生大蒜有杀菌、预防感冒的作用。

第4课　吃的是食物还是毒物？

现代人希望吃得健康，蔬果不要有重金属、农药残留，然而，市场、坊间贩卖的有机食品，并非全都是真“有机”。所谓有机食品，必须有一定的栽种条件，且经过“有机食品”认证，吃下肚也才真的健康无毒。

有机食品流行的同时，生机饮食也随之而起，许多民众以为“有机”就是“生机”，事实上，“有机食品”（Organic Food）指的是，种植时不能使用化学肥料和农药，食材不得经过任何基因改造；在加工过程中也不能使用激素或添加植物性的荷尔蒙，并且通过独立的有机食品认证机构认证的一切农副产品。“生机饮食”（Macrobiotic）则是指为了保留食物原有的营养素，而以生食为主的饮食形式，它使用无污染的有机作物来做料理，大多以素食为主。简而言之，“有机食品”是种植方式，“生机饮食”是饮食方式，两者有所分别。

有机也不能大意，仍需慎选

有机食品不单指蔬果，也包含禽畜类产品。有些畜、牧场希望禽畜长得快些，因此在饲养过程中使用了许多抗生素或生长激素，这些物质可能会残留在禽畜的蛋内，如鸡蛋、鸭蛋。人们吃含有生长激素的禽畜肉类或蛋过多后，会对健康造成不利影响，特别是女童，容易导致月经提早到来。如果是经过有机认证的产品，至少不需担心购买的蛋含有生长激素或抗生素。至于市面上强调的有机硒蛋，成分究竟如何，还有待进一步研究。因为鸡吃了有机硒饲料，不代表蛋里面的有机硒就会增加；即使蛋中的有机硒增加了，在饲养过程中，如果不是采取有机方式饲养，这些鸡产下的蛋还是会残留很多生长激素与抗生素。

有机农场必备条件：

1. 使用天然肥料（堆肥）肥沃土壤，增加土壤养分。

2. 耕种前经过三年的休耕，让土壤里残余的有毒物质自然消解。

3. 耕种过程不使用农药、杀虫剂、合成（化学）肥料。

4. 尊重天然的生态系统及循环。

许多人以为不含农药，如自己家里种植的蔬果、饲养的禽畜就是“有机食品”。事实上，无农药只是“有机”的第一个条件，其他还有土壤的先天条件、水源等要件在内，最后还必须取得认证，才是真正的“有机食品”。

有机蔬菜最好避免生食

有机栽种的蔬菜，所含营养素比较完整且丰富，其中镁、维生素C和铁质比起一般蔬菜至少多出40%。如一个有机栽种的苹果，内含的叶酸就比一般苹果多出2倍以上。此外，在优良环境下栽种的有机蔬菜，长得直挺漂亮，打破了一般人认为的有机蔬果不洒农药，一定容易被虫咬的错误观念。换句话说，被虫咬的蔬果并非就是有机蔬果，真正的有机蔬果在栽种过程中，施予的是天然养分，都是有机肥料，反而长得健壮，不易被虫咬。

虽然有机蔬菜种植时没有使用任何农药，且大家在食用前会细心清洗，但若要吃的安心，还是经过烹煮比较好。因为有机蔬菜虽然不需担心农药残留问题，但还是会有灰尘杂质甚至虫卵附着，清洗不易达到百分百干净，煮食是又一层保障。且有机蔬菜若使用动物性堆肥，会有被沙门氏菌或大肠杆菌污染的可能性，生吃可能会把这些病菌吃下肚。前几年，美国就发生中国餐厅食客集体感染A型肝炎的事件，导致多人死亡。经过卫生单位调查发现，中国餐厅加在菜肴中的生葱来自南美洲，收采时已感染A型肝炎病毒，而感染源是人类的粪便。因此，建议大家不要直接生吃蔬果，至少汆烫一下。

选购安全蔬果

有机食品种植过程劳心费力，所以较一般食品价格昂贵一些，并非每个家庭都负担得起。其实，只要吃安全蔬果就可以，并不一定非要吃有机食材。安全蔬果是农民遵守农药安全使用规定所生产的农产品，其农药残留有严格的限制，不会对健康造成危害，是安全的食品，大家可放心选购。

为了避免将过多农药吃进身体，选购蔬果时不妨注意某些特定种类容易有农药残留问题，以便在清洗、处理时多留意。使用农药较多的蔬菜有：白菜、卷心菜、菠菜、茼蒿、小黄瓜、玉米、芥蓝菜、彩椒（红椒、黄椒、青椒）、四季豆、绿花椰菜、绿豆。使用农药较多的水果有：大西红柿、桃子、葡萄、杨桃、柑橘、梨、草莓、枇杷、莲雾、苹果。

使用农药较少的蔬菜有萝卜、红薯、花生等根茎类蔬菜，及葱、洋葱等辛香料或味道特殊的蔬菜。不过，不管购买的蔬果农药残留多少，都要彻底洗净。（蔬果清洗法详见下一课）

1. 不含农药的蔬果，未注射抗生素或生长激素的禽畜鱼虾，只是“有机”的一个条件，不要听信市场小贩或商人任意吹嘘，还是需要合格认证才能安心购买。

2. 水中加盐不仅无法洗净蔬果，还会让附着在蔬果上的污垢更不易清洗；用洗米水清洗也不是好方法，因为“米”本身就存在农药残留的不确定风险；黄豆粉有一定的清洁力，但残渣容易堵塞水管，需事先考虑。

3. 用水清洗蔬果，不能用静止的水，而是要用“流动的水”，冲洗约5到10分钟；遇到有凹处的蔬果如青椒等，最好用短毛刷辅助，以使其得到彻底清洁。

第5课　洗菜如何洗去农药残留?

养生观念盛行，蔬果不可或缺，但农药残留的阴影挥之不去，我们吃下去的到底是蔬果还是毒药？究竟该怎么做，才能免受农药威胁?

蔬果遭“毒害”的情况有多严重？根据数据显示，台湾地区蔬果的农药检出率呈逐年上升的趋势，甚至曾高达19.9%，也就是说，每100份蔬果当中，有近20份被验出有农药残留。

农药对身体会造成什么样的危害？它的可怕之处在于进入人体内以后，不容易被代谢以及排出体外，因此会累积在体内的脂肪组织与肝脏里。如果是含有机磷或有机氯成分的农药，可能会引发神经毒性、肝中毒、肾衰竭以及多种癌变。

农药不仅危害人的身体，且大部分因为化学性质稳定，具有高脂溶性，不仅残留在蔬果上，还会进一步污染土壤以及地下水。

我们有一套毒性的分级制度，第一级的“极剧毒”和第二级的“剧毒”，都在严格禁用之列；可以用在蔬果上的农药，都是第三级的“中等毒”或第四级的“轻毒”。而许多农药的毒性，其实和日常生活中的部分用品相当，例如：一种用于杀菌的“盖普丹”，毒性和口红一样；一种用于杀虫的“马拉松”则和指甲油的毒性差不多。

至于所谓的“农药残留”，是指依政府认可的农药种类以及使用方式使用后残留的量，残留不一定是残毒或污染，残留量若在标准以内，不算有问题，超过残留标准才要小心。根据数据显示，台湾地区的蔬果每年超过农药残留标准的不到3%；虽然检出率将近二成，但真正超标的极少。当然，农药残留的标准只限于合法的农药，非法农药是一点都不能有的。

要减少农药残留对人体健康的危害，最重要的就是彻底地清洗蔬果。大家都会洗菜，但未必得其法。一般人常犯的五大洗菜错误，第一是“加盐洗菜”。盐的成分是氯化钠，用盐去洗菜，反而会使农药更稳定，只会咸死菜虫。第二是“先切再洗”。这个错误比加盐洗菜还严重，因为这样反而增加了蔬菜表面被细菌、农药污染的机会，应该先洗后切。第三是“延长浸泡时间”。如果蔬果浸泡超过半小时，容易使维生素流失。第四，“用合成清洁剂清洗”。这会有二度污染物残留的可能。第五，“用洗米水洗菜”。米自身也有农药残留的风险，用洗米水清洗蔬果可能会愈帮愈忙。

这样洗不对，那样洗不行，到底该怎么处理蔬菜水果，才不会遭到“毒手”？健康同学会要教大家蔬菜去除农药的七大绝招：

1. 冲洗法：将蔬果摆在室温下放半天挥发农药，再用清水多冲洗就可以了。蔬果以全浸泡的方式，浸泡3～5分钟，再换干净的水洗2～3次，完全没有泡沫就完成。卷心菜、大白菜要先剥去外层菜叶二至三片，再一片片剥好后用大量清水冲洗一次，然后用海绵刷或软毛刷刷除虫卵或污秽，再用清水洗第二遍。

2. 刷洗法：表面凹凸不平或表皮有绒毛的蔬果，有些用手清洁不到的地方，就用软毛刷仔细刷洗蔬果表面，再用大量清水冲洗。

3. 削皮法：削皮之前先用大量清水冲洗干净，并用软毛刷刷除表面污秽，洗后用纸巾将表面水分拭干，削皮时才不会让污秽或脏水污染到可食的部分。

4. 切除法：小白菜等在喷洒农药时，农药会顺着叶柄汇集在柄基处，所以要先将柄基处切除；青椒的果蒂处凹陷，也容易聚集农药，所以清洗前要先切除。

5. 高温汆烫法：叶菜类洗净后、吃之前，再加上汆烫法会更安心。汆烫时要开着锅盖，才能让残留的农药分解、蒸发。农药可能会溶到汤里，所以汆烫水要倒掉，不要喝。

6. 储藏法：不易腐烂的水果蔬菜，可先买回存放数天，但不要直接塞放在冰箱里。存放期间，植物体原本含有的酵素会将残留的农药逐步分解，例如：胡瓜、南瓜、洋葱、芋头、胡萝卜、白萝卜等。

7. 杀菁法：根茎类蔬菜如芦笋、竹笋、玉米等洗净后，可以放入90℃以上的热水中，加热1分钟左右，再迅速用冷水冲洗后切块。

另外，现代人流行用“臭氧机”来清洗蔬果，据说有很强的杀菌力，可以清除叶菜凹皱处残留的农药。但因为使用时空气中臭氧浓度过高，对眼睛、鼻腔、呼吸道黏膜都有影响，还可能造成气管炎、咳嗽、喉咙疼痛，严重时会引起肺水肿。因此，使用臭氧机时，建议要在阳台或露台外面，不要放在室内。

潘教授小叮咛

根据官方的研究报告，农药检验十年来，最安全的蔬菜就是香菇。大家买菜时可以记住这个小口诀“豆叶根菇”；在这四类蔬菜中，最容易有农药残留的是豆类，其次是叶菜类，再来是根茎类，最后是菇类。如果不放心，不妨买酸碱试纸，以家中自来水的酸碱值为基准，和浸泡过蔬果的水做个比较。如果两者酸碱值差异在正负0.5之内，则是安全范围，如果差异太大，就表示可能有过多的农药残留。

第6课　外食族黄金健康法则

外食族有哪些选菜法则？超市快餐还是自助餐比较好？为了避免将过多的油以及不当添加剂吃下肚，哪些食物应该避免？外食族应该怎么吃才健康？

“三餐老是在外，人人叫我老外”，道出了现代人的饮食状态！根据《远见杂志》2007年的调查结果，台湾地区天天外食的人口超过330万，餐餐外食者则有170万之多。而2009年最新统计数据则显示，台湾地区外食比例已超过7成，其中，午餐外食比例近8成。

外食族惊人数字

1. 天天外食族：330万，餐餐外食族：170万（《远见》2007年）。
2. 全台320万外食族每日蔬果摄取不足。
3. 只有10万外食族做到天天摄取三蔬两果。（三蔬两果共五份，以蔬菜来说，每份大约是半碗，水果以一个女生的拳头大小为一份，每份重量大约都是500克。）
4. 118万外食族，每日肉类摄取量超过标准值五倍，33万外食族每天摄取超过标准值十倍肉类！小心过多肉类会让你成为慢性肾脏病高危人群。

外食族聪明点菜不发胖

在外面吃饭省时更省力，很多年轻人喜爱这一饮食模式。但用餐的食品卫生、选菜健不健康等问题却值得留心。一般而言，男性每天需要的热量约2 000大卡、女性1 800大卡，分配在三餐之间，早餐分量约等于午餐、午餐分量大于晚餐。营养师建议，早餐热量占一天总热量的30%～40%，午餐30%～40%，晚餐则在20%～30%之间。这样算下来，男性的午餐不要超过800大卡，女性则最好维持在600大卡左右。因此，以外食族最常吃的自助餐来说，午餐的选菜应在600～700大卡之间，建议碳水化合物（淀粉类食物，如饭、面）占50%～60%，也就是男生至少一碗饭、女生半碗多一点；蛋白质占的比重不要过大，要注意蛋和豆腐、豆皮等豆类制品都是蛋白质食物，一餐摄取量30%，亦即一份就足够；蔬菜部分，不要偏好叶菜类，根茎花果类也要多吃，同时注意红、黄、绿、白、黑等颜色的分配，但一次点的蔬菜种类不要太多，因为自助餐厅的菜多油，三样蔬菜恐怕就有500大卡热量，如果选择的蔬菜太多样，则热量显然会超过一餐所需的摄取量。

此外，需注意食物的烹调方式，烤或蒸比煎、炸来得健康得多。特别提醒一下，许多人喜欢点卤排骨，但如果卤排骨的烹调方式是裹粉后先炸再卤，热量反而更高。至于蛋的部分，清煎的荷包蛋或卤蛋都可以，切记不要选择煎得焦黑的荷包蛋，一来油太多，二来焦黑食物吃多容易致癌。再来，许多外食者选择素食，但素食自助餐厅通常会在烹调时加入更多的油，因为素菜如果油不够会涩，而且面筋、油豆腐、炸豆皮等食材都是合成、加工制品，吃了反而容易肥胖。

除了自助餐之外，外食族也常光顾超市购买熟食。2008 年针对台湾地区四大超市 18 件熟食做评比，发现普遍多油、高钠、少蔬菜，且这些熟食经过微波，外盒塑料会释出很多毒素，对人体健康产生危害，其中一款熟食还含有防腐剂。因此，外食族选择超市熟食时要多加留意。建议习惯在超市解决三餐的外食族，偶尔可以选择饭团配生菜沙拉（酱汁不要放太多，甚至不放，改用酸奶淋上去），再加上一杯酸奶，如此一餐的蛋白质与其他能量来源就足够了。

难以抗拒、有害健康的十大美食

我国台湾以美食闻名，但许多美食是不健康的食品，吃多了对身体有害。外食族就常常在主餐之外，多吃了许多杂七杂八的东西，其中，又以十种“邪恶食物”最令人难以抗拒。

难以抗拒十大邪恶食物排行榜

1. 排队排到腿软的盐酥鸡、炸鸡排	2. 方便到不行的泡面
3. 够味的腌渍、罐头食品	4. 酸甜可口的加工果汁
5. 清凉解渴的可乐汽水	6. 人手一杯的珍珠奶茶
7. 后遗症多但非吃不可的麻辣火锅	8. 一口接一口的脆脆薯片
9. 快餐之王的汉堡	10. 香味扑鼻却伤身的烤肉

烤肉、汉堡 NO！

“十大邪恶食物”中，烤肉尽量别吃，真的想吃切记不要烤黑烤焦，因为蛋白质烧焦后容易产生致癌物；汉堡的问题在于要确认肉品的来源，以及制作过程中添加的油脂类是否含有反式脂肪酸，调味料是否有问题或过量，且汉堡通常会配薯条、可乐一起食用，热量十分惊人。

薯片 NO！

薯片是小朋友爱吃的零食，市面上的薯片有 2 种，一种是合成的，一种是天然的，但无论哪一种在制作过程中都必须经过油炸，因此其中的油以及钠含量很高，不宜多吃。高温油炸淀粉类食品，亦可产生致癌物——丙烯酰胺。

麻辣火锅 NO！

我国台湾的麻辣火锅很有名，许多港星或国外明星来台必定品尝。但是，麻辣火锅非常不健康，因为制作过程使用了大量的油，吃火锅的同时也吃进了一大堆油脂。根据实际测量，4 人份的麻辣锅底加上火锅料，热量会超过 8 000 大卡，足足为一个人 4 天热量的摄取总和。所以，麻辣火锅还是少吃为妙，如果非吃不可，应把浮在火锅汤表面的油捞出。

珍珠奶茶 NO！

很多人爱喝的珍珠奶茶也是热量很高的垃圾食物，一杯珍珠奶茶的热量约600大卡，等同于一个盒饭的热量，且奶精当中的反式脂肪酸含量也高，而反式脂肪酸吃多了会增加冠状动脉心脏病的罹患概率。

饮料 NO！

有统计数据显示，女性每天只要喝一杯饮料，不管可乐或汽水，相较于不喝饮料的女性，腰围会胖4公分以上，可见其热量之高。特别提醒，有些人因为可乐汽水热量高，改喝低卡或零卡饮料代替，但不论低卡或零卡，还是碳酸饮料。曾经有报导指出，碳酸饮料会对骨骼密度造成影响，且一周如果喝2罐以上，会加速老化，不可不慎重。

果汁 NO！

加工果汁不仅含糖量高，还添加有人工色素，热量相对也高。若是自己做果汁则要注意，如果过滤掉果渣的话，喝果汁就摄取不到纤维质了，所以建议还是，不要过滤直接吃，才是健康之道。

腌渍、罐头食品NO！

腌渍、罐头食品如：酱瓜、香肠、腌肉、腊肉、板鸭等，油多、盐多，对身体有害，且腌渍类食品也是致癌物（硝酸盐、亚硝酸盐）的来源。

泡面NO！

我国台湾的泡面世界闻名，但泡面不仅热量高，其所提供的营养素只有碳水化合物和偏高的油脂，蛋白质、维生素和矿物质不是含量偏低就是没有，而且大部分的泡面都是高盐食品，很不健康。

盐酥鸡、炸鸡排NO！

位居“十大邪恶食物”之首的是盐酥鸡、炸鸡排，对台北市小学的调查结果发现：五成学生下课后的点心，不是盐酥鸡就是炸鸡排。它们虽然好吃，但对身体健康的危害也大。一来这两种食物需沾粉后下锅油炸，而所沾的粉是淀粉，也就是碳水化合物，是热量的来源；其次，沾了粉的鸡肉、鸡排会吸附大量油脂，吃这些食品的同时也把一堆油吃下肚；再者高温油炸的食物容易致癌。有研究发现，肉类食物若经200℃～300℃以上的高温烹制，很容易产生杂环胺。杂环胺会损害基因，诱使人体的DNA（脱氧核糖核酸）发生变化，所以会增加罹患癌症的概率。换句话说，盐酥鸡、炸鸡排油多、热量高，有可能致癌，千万碰不得。

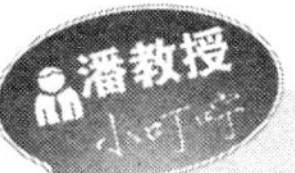

餐餐在外解决的外食族，要吃得营养健康其实不难，只要谨记简单的4321原则即可：就是将1个盘子分成4等份，其中3份是植物性食物、1份是含蛋白质的食物。而3份植物性食物包括1份碳水化合物（饭、面等淀粉类食物）、2份蔬菜，并将2份蔬菜再各分2种，也就是根茎花果4类都吃，且各种颜色都要有；1份蛋白质食物则在肉、蛋、奶、鱼、豆腐中选择，建议多吃豆腐，因为它虽然是豆制品，但是蛋白质含量超过50%。

第7课　抗癌食物与垃圾食物大PK

日常生活中，哪些食物具有抗癌效果？其具有抗癌功效的原因是什么？需要经过特别烹调吗？除了抗癌食物之外，是否也有一些食物容易导致癌症？

吃东西应选择有益身体健康的还是好吃就好？每个人都有不同见解。不过，有人说：好吃的食物常常不健康，不健康的食物却特别好吃。抗癌食物与垃圾食物宛如天使与魔鬼，常在人的内心交战，结果反而是明知抗癌食物对身体好，但不常吃；却将对健康有危害的垃圾食物，通通塞进肚里，以致现代人职位、薪水愈来愈高，各种疾病的罹患率也增加，高血压、高血脂也随之而来。

日常生活饮食中，究竟哪些是有益健康的抗癌食物？哪些是危害人体的垃圾食物？这里介绍十种对抗氧自由基能力特别强，可以延缓衰老、抵抗疾病的食物，它们依次为西红柿、菠菜、花椰菜、蔓越莓（小红莓）、大蒜、鲑鱼、燕麦、坚果、红酒和绿茶。与上面十种健康抗癌食物相对应，世界卫生组织（WHO）也公布了全球十大垃圾食品及其危害事实，包括油炸类、腌渍类、加工肉类、饼干类、汽水可乐类、方便类（指方便面、甜点等膨化食品）、罐头类、话梅蜜饯类、冷冻甜品类、烧烤类等。

第10名

十大抗癌食物	十大垃圾食物
绿茶	烧烤类食品
◆绿茶中丰富的茶多酚，是一种具强力抗癌特性的化合物。绿茶多酚的抗氧化功效胜过最强的两种抗氧化剂，即维生素C和E。 ◆茶多酚的抗氧化作用可预防心血管疾病。常喝绿茶的人比较不容易得胃癌、肺癌、食道癌、胰脏癌和结肠癌。	◆烧烤后的肉类，会产生多环芳香碳氢化合物、异环胺等致癌物质，与烟品里最有名的致癌物质“苯基”齐名。 ◆一公斤牛排烧烤后所产生的有毒物质，毒性相当于600根香烟燃烧后产生的“苯基嘌呤”。

注意事项：

1. 绿茶是生茶，如在极度饥饿且本身有胃溃疡或胃黏膜损伤的情况下，不宜饮用。所以饭前不适宜喝绿茶，因为比较容易伤胃；饭后也不要立刻饮用，以免影响营养素的吸收。

2. 烧烤会造成食物质变，烧烤的烟雾也含有致癌物质。如果非吃不可，不妨先将食物蒸熟再做轻微烧烤，然后加一点柠檬汁，以降低致癌物质的危害。

第9名

十大抗癌食物	十大垃圾食物
红酒	冷冻甜品类食品 （冰淇淋、棒冰和雪糕）
◆红酒含有丰富的抗氧化剂——黄酮类物质，它主要存在于葡萄皮中，抗氧化能力比维生素E还强30倍。 ◆饮用红酒90分钟后，会使阻塞的冠状动脉扩张，高血压及心绞痛者每日一小杯红酒，可保护心血管系统。	◆含奶油，极易引起肥胖。 ◆含糖量过高影响正餐。 ◆原料为牛奶、鲜奶油及糖，属高热量食品，且高脂肪和高糖分易影响胃肠排空，造成食欲不振。

注意事项：

1. 红酒中的抗癌物质——类黄酮，可以从葡萄中获得，不喝酒的朋友只要将葡萄洗干净，连同葡萄皮一并吃下，就可以获得很多黄酮素。

2. 喝红酒一天不要超过200c. c.，因为酒精虽然有扩张血管的功能，可舒缓血压、保持心脏健康，但过量饮用也会对胃壁及肝脏造成损害。

3. 标榜含有绿茶的抹茶类冷冻甜品，只是巧立名目的包装，并没有绿茶的健康效果，且热量还是很高。

第8名

十大抗癌食物	十大垃圾食物
坚果	话梅蜜饯类食品
所谓的坚果类，就是许多富含油脂的种子类食物，如花生、芝麻、核桃、腰果、松子、瓜子、杏仁果、开心果等。	◆含三大致癌物质之一：亚硝酸盐。 ◆盐分或糖分过高，含防腐剂、香精。 ◆与腌渍类食品相同，钠含量过多，经常食用会加重肾脏负担。

注意事项：

1. 坚果类的主要营养成分是OMEGA3、OMEGA6两种不饱和脂肪酸，可稳定神经系统，对于心血管疾病也有良好的预防与治疗效果。不过，坚果因为油脂高，热量也高，吃多容易肥胖，所以，一天只能吃一小把。

2. 话梅蜜饯类食品如果过量食用，轻微的会导致过敏或气喘，严重的则会损害肝、肾，甚至有致癌危险。

第7名

十大抗癌食物	十大垃圾食物
燕麦	罐头类食品
◆燕麦含有丰富的维生素B群（尤其是B1）、E及多种微量矿物质。其脂肪酸也是以有助调节血脂肪的单元不饱和脂肪酸与人体必需的亚麻油酸及次亚麻油酸为主。 ◆燕麦具有降血脂的功能，能减少罹患心血管疾病的危险。	◆破坏维生素，使蛋白质变性。 ◆热量过多，营养成分低。 ◆由于制造过程需要高温杀菌，大部分维生素都因此消失殆尽，且罐头类食品含钠量偏高，长期食用对身体并不适合。

注意事项：

1. 燕麦也含有大量的铁、锌、镁等矿物质，还有一种β-聚葡萄醣的膳食纤维，能够降低胆固醇，还具有调节肠道、调节肠内菌丛生态、通便等生理作用。

2. 目前已有优良罐头厂商制造低含钠量的罐头，由于技术的进步，营养成分得以保存的比例也提高许多。在生产过剩、需长期保存和援助饥民等方面的功劳不可磨灭。

第6名

十大抗癌食物	十大垃圾食物
鲑鱼	方便类食品（主要指方便面和甜点等膨化食品）
◆鲑鱼含有丰富的不饱和脂肪酸，能有效降低血液中的三酸甘油酯和血胆固醇，防治心血管疾病。 ◆所含的 OMEGA3 脂肪酸更是脑部、视网膜及神经系统所不可缺少的物质。	◆盐分过高，含防腐剂、香精。 ◆只有热量、没有营养。 ◆钠含量偏高，长期食用易造成肾脏负担；除热量外，蛋白质、维生素都不足，不是很好的食物来源。

注意事项：

1. 鲑鱼除了营养美味之外，烹调方式也很简单，只要用橄榄油稍微煎一下，或放入烤箱烤，食用之前再淋上一点柠檬汁，就很可口。

2. 方便面调味包里的油属于动物性油脂，会造成心脏血管负担和胆固醇上升。此外，钠含量过高，且有防腐剂、香精，吃多容易对肝脏和肾脏造成危害。

第5名

十大抗癌食物	十大垃圾食物
大蒜	汽水可乐类食品
◆大蒜中含有各种硫硒化合物等生理活性成分，能提高免疫力，有利于抗癌。其特殊气味也是由此而来。 ◆大蒜中最重要的成分是大蒜素及增精素。 ◆大蒜也具杀菌效果，古时有将蒜液涂抹在伤口消毒的治疗方法。	◆含糖量过高，有饱胀感，影响正餐。 ◆碳酸饮料中的磷酸与碳酸会与钙离子结合，使得钙的吸收受限，长期大量饮用，不利骨骼健康。而且此类饮料含糖量都偏高，容易造成热量摄取过多与营养不良的现象。

注意事项：

1. 大蒜虽好却不宜多吃。吃多了反而会刺激肠胃，甚至造成溃疡或溶血性贫血。每天吃生蒜以 1 瓣（5 克）左右为宜；熟蒜也以 2 ~ 3 瓣（10 ~ 15 克）以内为佳，且大蒜要咬碎吃，才会产生有用的大蒜素。

2. 碳酸饮料中，可乐对人体健康的影响最严重，一周喝 2 罐以上会加速老化，磷酸含量也很高。

第4名

十大抗癌食物	十大垃圾食物
蔓越莓	饼干类食品 （不含低温烘烤和全麦饼干）
◆蔓越莓又名小红莓，含有丰富的维生素C、铁质、单宁酸与蔓越莓多酚等生物活性成分，对于女性生理健康有很好的效果。 ◆是治疗膀胱炎、尿道感染有效的辅助品。	◆使用过多香精和色素，吃多容易对肝脏功能造成负担。 ◆严重破坏维生素。 ◆热量过多、营养成分低。 ◆即使是全麦饼干，纤维含量也远低于蔬菜，实在称不上好食物。

注意事项：

1. 蔓越莓可以改变细菌丛生态，预防结石，清除血中毒素，治疗尿道、阴道的细菌感染，使小便顺畅，而且没有抗生素的副作用。

2. 为了让饼干香酥脆，厂商在制作过程中通常都使用反式脂肪油，而长期食用反式脂肪，会增加罹患心血管疾病的风险。此外，饼干的甜度多半很高，而女性吃多了甜的食物，容易老化、长皱纹。

第3名

十大抗癌食物	十大垃圾食物
花椰菜	加工肉类食品（肉干、肉松、香肠等）
◆花椰菜是十字花科蔬菜，含有萝卜硫素，可以刺激体内抗癌酵素的制造，并帮助细胞抵抗致癌物的侵袭。 ◆白花椰菜（菜花）富含槲皮酮和谷胱甘肽等抗氧化物质。其中，槲皮酮是一种强力抗癌物质，能使许多致癌物质失去活性。	◆含三大致癌物质之一：亚硝酸盐（防腐和提色作用）。 ◆含大量防腐剂（加重肝脏负担）。

注意事项：

1. 白花椰菜（菜花）能帮助细胞抵抗致癌物的侵袭，绿花椰菜则能增强身体的自然抗癌系统，且癌症病患在接受治疗的过程中，多吃绿花椰菜有助杀死癌细胞。此外，绿花椰菜也有帮助肝脏解毒的功能，常熬夜的人不妨多吃。

2. 肉干、肉松、香肠都是一般人常吃的食品，但为了显色和防腐，在加工过程中添加了亚硝酸盐，长期多吃，不仅危害肝脏健康，也可能增加罹患癌症的概率。

第2名

十大抗癌食物	十大垃圾食物
菠菜	腌渍类食品
◆菠菜素有“蔬菜之王”的美誉，内含的β胡萝卜素可预防多种癌症和心脏病，而叶酸可帮助防止胎儿先天缺陷。	◆钠含量过高，肾负担过重，容易得高血压。腌渍过程中可能产生致癌物质亚硝胺，鼻咽癌等恶性肿瘤的罹患风险也恐增加。 ◆影响黏膜系统（对肠胃有害），易得溃疡和发炎。

注意事项：

1. 抗氧化性测试也证明，女性吃30克左右的新鲜生菠菜，胜于吃1.25克的维生素C和喝270克红葡萄酒，所以菠菜被推崇为十大养颜美肤食物之一。一般人，尤其是女性应该多吃菠菜。

2. 据国内调查发现，客家人罹患鼻咽癌概率较高，可能与其过去的勤俭生活习惯，喜欢将多余的食物腌渍起来再吃有关。据研究，每周吃咸鱼、咸菜一次者比每月吃一次者，鼻咽癌罹患率高出37.3倍。

第1名

十大抗癌食物	十大垃圾食物
西红柿	油炸类食品
◆西红柿本身含有大量的茄红素，被证实能提高人体的免疫力，对抗自由基对细胞的破坏，减少癌症发生，如子宫颈癌、膀胱癌、胰脏癌，以及男性的前列腺癌。 ◆西红柿的纤维质还可帮助预防老化和结肠直肠癌。	◆导致心血管疾病的元凶（油炸淀粉）。 ◆含致癌物质。 ◆破坏维生素，使蛋白质变性。

注意事项：

1. 每天一只西红柿就能达到保健的功效，而加工过的西红柿产品，如西红柿汁、西红柿酱，也含有茄红素成分，只是含钠量可能会过高。

2. 油炸食物原本就不利于健康，因为其热量及脂肪都偏高，且经过高温油炸的食品，不仅破坏了维生素，食材原有的营养流失，还会产生致癌物质。而油品经高温烹调易变质，也会加速心血管疾病的发生，大家应远离不碰才是。

其实，一般人之所以觉得有益身体健康的食物不好吃，主要是因为习惯的问题，当养成良好的生活习惯后，不好吃的东西自然吃起来就美味了。当然，除了多吃蔬菜、水果、豆类、奶类等优质的食品外，也要懂得平衡营养与热量，均衡调配饮食，再加上正常、规律的生活作息，才是真正的保健之道。

台湾某健康杂志在2010年7月，也曾邀请专家学者评选出台湾版18种超级食物，强调的是能防癌、抗老化、添活力，且天然、本土、容易取得与烹煮的。这些食物不只含有大家耳熟能详的维生素、矿物质，还有近来屡被营养界提及的植化素。

以下就将这18种超级食物列出，供读者参考：糙米、地瓜、地瓜叶、西红柿、结球甘蓝、巨峰葡萄、香蕉、番石榴、姜、青葱、鸡肉、豆腐、苦瓜、海菜（即海藻）、鲭鱼、金针菇、茶、苦茶油。

保持健康的关键，在于我们所挑选的食物，常吃、多吃上述（连同前述）这些食物没有坏处，就把它们当成餐桌上的好朋友，轮流在三餐食用，不是很好吗？

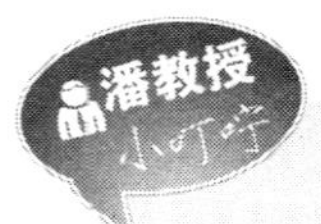

要保持身体健康，养成健康的饮食观念与态度十分重要。以下有八个健康饮食态度及观念供读者参考。

1. 食物有营养比好吃重要。
2. 新鲜食物比加工食品好。
3. 食物不是奖励品或发泄物。
4. 不吃快餐，不是落伍。
5. 不吃广告食品，不会丢脸。
6. 不吃光盘中菜肴及锅中饭，不是浪费。
7. 喝汽水可乐，不会解渴。
8. 不吃点心或宵夜，不会饿死。

第8课　揭开各种食用油的秘密

食用油对人体健康有直接影响吗？是不是越贵越好？市面上各式各样的食用油，应该如何挑选？烹调时有哪些事项必须特别注意？

油，是日常生活中不可或缺的调味料，开门七件事——柴、米、油、盐、酱、醋、茶，油名列调味料之首，重要程度可见一斑。尤其在现代生活中，如何挑选符合中式快炒、油炸，在高温中不易变质，且有健康概念的食用油，的确是一门学问。

市面上有各式各样的食用油，每种都宣称既营养又健康，该如何选择呢？消费者往往无所适从。其实，食用油也有“对症”学问，不同的油种，功效也有差异。但在选择使用食用油之前，必须有些基本认知。首先，厨房不是一瓶油就足够了，因为炒、炸、凉拌等不同烹调方式所使用的油应各不相同，例如植物油虽较动物油健康，但两者热量相同，1 克都是 9 大卡；

而橄榄油只适合凉拌，不适合煎炸。

许多人以为，油热到冒烟食材才能下锅、炸油炸不酥才需要换油，这都是错误观念。因为油冒烟会产生自由基，也就是变质、产生聚合物的开始，有害身体健康，而是否换油也不能以炸得酥不酥来判断，因为有些油看起来虽然清澈，其实已重复使用多次，早该换油。所以，换油与否应以油品检测试纸的检测结果为标准，新鲜油脂的酸价趋近于0，经重复使用、开封后与空气长期接触，或存放时间过久即逐渐变质，当酸价超过2.0，表示油脂已劣化应予更换。此外，选购食用油以深色的玻璃瓶装为优，铁桶装次之，塑料瓶装则应避免。因为，有些食用油，特别是鲜榨的如橄榄油等，经日光照射会产生劣变，导致油耗味产生，而深色玻璃瓶与铁桶都能隔绝日光。

选购好油很重要

所谓“好油换到健康，坏油小心吃出病”。常用的食用油包括：猪油、椰子油、橄榄油、大豆油、葵花籽油、葡萄籽油、芥花油、苦茶油等多种。其中，大豆油、玉米油、菜籽油统称“色拉油”，市面上的“色拉油”约80%为大豆油。但不管什么油，选购时应分辨饱和还是不饱和脂肪酸，因为脂肪酸的饱和度是攸关健康的重要因素。此外，也要熟知不同油的冒烟点。

食用油小常识

1. 买油时须分辨成分为饱和或不饱和脂肪：脂肪酸组成的碳原子链上，有没有“双键”存在是关键。有双键的油脂，就是不饱和脂肪。不饱和脂肪酸在室温下多为液态，如色拉油、橄榄油。其中，不饱和脂肪又分为单元和多元。而饱和脂肪多呈固态，如猪油、椰子油。
2. 熟知不同油的冒烟点：每一种油的冒烟点（介于熔点与沸点之间）不尽相同，任何油类，只要达到冒烟点以上，就会开始变质。

脂肪酸大致分为三大类：饱和脂肪酸、单元不饱和脂肪酸、多元不饱和脂肪酸。一般而言，动物油如猪油，含饱和脂肪酸较多；植物油中的椰子油及棕榈油的饱和脂肪酸含量也高；花生油、大豆油、玉米油、芝麻油等植物油，含多元不饱和脂肪酸较为丰富；鱼油是另一类含多元不饱和脂肪酸较多的油。其他植物油，如茶油、橄榄油、菜籽油则以单元不饱和脂肪酸的含量较多。

维护健康应多吃植物油

各种脂肪酸对人体都具有重要的生理功能，但饱和脂肪酸含量高的油会导致血胆固醇浓度上升，进而造成动脉硬化及血栓、中风，提早发生心脏病变。不饱和脂肪酸主要成分为油酸（单元不饱和脂肪酸）、亚油酸和亚麻油酸（多元不饱和脂肪酸），其功能为降低胆固醇、防止心脏血管的病变、构筑细胞膜、维持皮肤及器官的正常运作，是人体重要的必需脂肪酸。因此，从维护人体健康的目的出发，应少吃动物油，多吃植物油，尤其是茶油、橄榄油、菜籽油，但就算是好油，也不能摄取过量，摄取油的总量则应控制在每人每天不超过25克。

饱和脂肪酸

名称	功用	注意事项
猪油、牛油、椰子油	稳定、可油炸，增加血液中的三酸甘油酯。	会提高血中胆固醇的含量，引发心血管方面的疾病。

单元不饱和脂肪酸

名称	功用	注意事项
橄榄油、苦茶油	降低坏胆固醇（保留好胆固醇）、调整胃酸分泌，有心血管疾病的人适合用橄榄油。	适合低温，高温则会产生自由基，有可能引发癌症。

多元不饱和脂肪酸

名称	功用	注意事项
蔬菜油（如葵花籽油、大豆油、葡萄籽油等）、坚果	降低血清中胆固醇之浓度、预防动脉硬化，过敏型体质的人可以使用ω3多的芥花油，有助改善过敏状况。	非常容易在高温烹调的过程中氧化，形成自由基，自由基会加速细胞的老化及癌症的产生。

油分为天然、人工制造两大类。其中，反式脂肪类的油品几乎全是人工制造，如部分氢化的植物奶油（乳玛琳）、氢化雪白油、酥油等。为什么许多烘焙业者喜欢用反式脂肪？其原因不外乎反式脂肪较耐高温、不易氧化酸败变质、变成固体或

半固体时储存或搬运方便、成本低、制造出来的食品较酥、脆、香等。所以在制作面包、蛋糕的过程中，为减少成本支出，同时让产品卖相好、口感佳，商家多使用氢化植物油做成的酥油，反式脂肪含量极高。

至于天然形成的反式脂肪，主要存在于牛和羊一类的反刍动物的脂肪和奶里面，例如共轭亚油酸——这类脂肪长链分子里所含的反式脂肪酸，在营养管理分类上，并不归类于对人体有害的反式脂肪，而是归类于饱和脂肪，读者需了解与分辨清楚。

小心反式脂肪

反式脂肪对健康的危害极大，因为人体的消化系统不容易分解吸收及排出反式脂肪，所以，它会逐渐累积在器官中，尤其是循环系统的血管与心脏，使血液变浊，血管壁变窄，血液流通变慢或阻塞，从而造成高血压、心脏病、脑中风，甚至引起癌症及糖尿病病变。所以，爱吃面包、蛋糕的朋友要多加注意，如果面包吃起来有特殊香味，表示添加了酥油等物质，反式脂肪含量一定高；使用天然奶油制造的面包价格较贵，但相对也比较健康。至于快餐店，现在多用饱和脂肪的棕榈油，已不用反式脂肪。市面上的盐酥鸡、炸鸡排则是用色拉油或烤酥油。

另外，依据“市售包装食品营养标示规范”，每 100 克或 100 毫升食品中，反式脂肪含量在 0.3 克以下，可以标示为 0，但含量在 0.3 克以上则一定要标示。但很多饼干、薯片、乳玛琳等零食或罐头，多数竟然将反式脂肪都标示为0，只有少数标出了含量，对于这种现象，相关部门应加强稽查。同时，消费者一定要睁大眼睛，不要被标示不实的商品蒙骗了。

饮食中的脂肪

脂肪形式	主要来源	室温状态	对胆固醇影响
单元不饱和脂肪	橄榄、橄榄油、芥花油	液态	降LDL 升HDL
多元不饱和脂肪	玉米、大豆、红花籽油、鱼	液态	降LDL 升HDL
饱和脂肪	奶油、冰淇淋、红肉、椰子油	固态	升LDL
反式脂肪	大部分植物奶油、氢化雪白油、部分氢化植物油，快餐、烘焙食品	固态或半固态	升LDL

不要在热油冒烟后才炒菜

一般人喜欢在油热到冒烟后才大火炒菜。殊不知，油在高温时容易氧化，不但产生自由基、致癌物质，还会产生反式脂肪。所以，任何食用油都应在冒烟点以下烹调，以免变质氧化，产生有毒物质。其实，大部分的油只要有热流波动，油温即达到适合烹调的温度。

不过，在烹调时，应该了解每种油的用途，因为不同的油品有其适合的烹调方式。大体而言，除了常温下是固体的奶油、猪油、椰子油、酪梨油之外，几乎任何食用泊都可以凉拌。只适合中火炒、不适合煎炸的油，包括大豆油、玉米油、橄榄油、花生油、胡桃油、芝麻油、奶油、猪油。可拿来大火炒或煎炸的油类则有杏仁油、椰子油、茶油等。

油的冒烟点

分类	冒烟点（燃点）	适合	不适合
饱和脂肪酸	精制猪油 220℃	水炒、中火炒、煎炸	凉拌
	椰子油 232℃	大火炒、煎炸	凉拌
单元不饱和脂肪酸	橄榄油 190℃	凉拌、水炒、中火炒	煎炸
	芥花油 238℃	皆可	
多元不饱和脂肪酸	精制葵花籽油 210℃	皆可	
	葡萄籽油 216℃	皆可	

目前，部分市售油品打着葡萄籽油、橄榄油的名义，以较高价格售卖，但仔细看看成分标示，却发现还有大豆油、葵花籽油等掺杂其中，甚至橄榄油含量竟是三种油脂中最低的，明显属于欺骗的行为。为了替消费者把关，相关部门已制定规范，业者如果只想在包装上标示一种油脂名称，其中主要成分含量必须超过一半以上，宣称两种油品名称的食用油，除了需在外包装以明显字样标示“调和油”外，两种油脂含量也各要达到30%以上。

选对了油，有益身体健康，如果吃了不好的油或使用不正确，则可能导致各种疾病。为健康着想，除了少吃油炸食品之外，也要选对好油，同时建立“少油不是无油”的观念。建议大家多以“水炒”方式烹调食物；吃面包抹酱时，可以用橄榄油取代奶油；吃色拉时，以食用橄榄油当淋酱，再用坚果取代培根；烘培用芥花油；一小把坚果当点心胜过薯条和苏打饼干；三明治用酪梨取代奶酪。日常生活只要做些小改变，不仅对身体健康，也能兼顾食物的美味与营养。

1. 不同的油对人体有不同功能，家里的厨房应准备两种以上不同的食用油，再根据它们的特性，选择最适合的来烹调食物。

2. 贵的油不一定就是好油，适合自己最重要。但购买时，千万不要贪图便宜而选择散装或来路不明的食用油，以免买到馊水油或回锅油。

3. 油炸食物剩下的油，不要多次重复使用，两次之后就应更换。

4. 油炸食物使用椰子油较佳，因为椰子油饱和脂肪酸多，较耐高温。

5. 橄榄油、苦茶油最适合凉拌，橄榄油还可作为色拉淋酱。

6. 麻油可用来补身体，有助女性月经排净及恶露的排出，但要在月经结束后再吃。

第9课　不吃早餐，五大毛病随身来

吃早餐真的非常重要，它提供了我们整个上午工作及活动所需要的热量与营养，若不吃早餐，脑细胞活力会变差、注意力不集中、反应迟钝，也会影响学习，不可不重视啊！

许多人早上赶着上班、上课，不吃早餐可能有很多原因：太忙，没空吃或没早餐可吃；没胃口，不想吃或吃不下；没有这个习惯，不吃早餐又不会死；以及减肥。“一日之计在于晨”，早餐是一天活力的源泉，尤其距离前一天的晚餐时间已超过八小时，不吃早餐，会导致血糖过低，无法及时补充能量，供给脑部运作所需，使脑细胞活力变差，对于上午的记忆、思考都会有影响，让人无法集中精神，思路不够敏捷。

不吃早餐的后遗症

1. 容易发胖（很惊讶吧！）。

2. 透支健康。

3. 易患慢性病。

4. 肠、胃不适。

5. 心神不宁。

一般来说，人从晚上到隔天早上，至少超过八小时没有进食，若不吃东西，对身体的影响会从生理到心理，每个系统器官都会受到波及，这样的影响层面之大，不可不注意。

以青、壮年来说，不吃早餐意味着没有补充能量就开始工作，空着肚子的身体会从组织找能量来用，于是甲状腺、脑下垂体等腺体开始支持身体所需的能量，长时间下来，很容易造成腺体的亢进，使体质变酸，也容易造成慢性病的发生；对还在学龄期的儿童来说，早餐除了提供学习及运动所需要的热量，也提供了成长发育所需要的营养，不吃早餐就上学的孩童，血糖过低，从脑部与身体各处都获得不到充足的养分，不仅注意力难以集中，学习也会受到影响，甚至在运动中也容易因为闪神而受伤。

对于中风高危人群，比如高血压、心脏病、糖尿病、颈动脉严重狭窄者，长期不吃早餐让身体缺乏能量与营养去适应内在与外在的环境变化，更容易促使中风的发生。此外，有些女性以为不吃早餐会变瘦，其实正好相反。因为不吃早餐，身体的新陈代谢率下降，会让减肥效果不佳，而且不吃早餐有可能在午餐时会吃更多，或身体一直发出饿的讯息，都会让减肥的成效大打折扣。

现在的养生观念是：不仅要吃早餐，更要吃健康的早餐。而健康早餐的好处，特罗列如下：

健康早餐的益处——对成人

1. 可得到足够的维生素和矿物质。
2. 少油和少胆固醇。
3. 可由早上开始就让精神更集中，工作效率更快。
4. 更有效控制体重。
5. 可降低胆固醇来减少心血管疾病。

健康早餐的益处——对儿童

1. 更好的解决问题的能力。
2. 眼睛和手的协调性会更佳。
3. 更清醒。
4. 更有创造力。
5. 较少逃课。
6. 活泼好运动。

吃早餐很重要，吃什么更重要。那如何正确吃早餐呢？首先必须清楚我们每天应该吃进多少热量和哪些食物才是最健康的。大体而言，早餐应摄取的热量占一天总热量的 30% ~

40%，若以男性一天需要2 000大卡、女性1 800大卡而言，早餐的热量各在800与720大卡左右。但目前市面上不论西式或中式早餐，大多属高热量食物，脂肪更超过40%，且维生素、矿物质和钙质的含量较少，尤其钙质更是普遍缺乏。

深入细究会发现，各大、小餐厅的西式早餐通常是肉松、火腿、奶酪、蛋、色拉酱的组合，几乎都是蛋白质含量较高的食物，稍不注意就会造成蛋白质摄食过高，增加肝、肾的负担。此外，西式早餐常会使用奶酪、动物性奶油，以及加了糖和奶精的奶茶，因此里面累积的反式脂肪含量容易增加血液中坏的胆固醇，提高心血管疾病的发生率。中式早餐的配菜有可能太咸、过于油腻，比如油条从油锅里炸出来，脂肪含量是烧饼的4倍半，而太油腻的东西会增加肠胃消化的工作量，不能充分提供身体整个上午所需的热量。至于超市的早餐，如时下流行的贝果，热量、油量较面包少，但如果能搭配蔬菜，比较营养健康。而许多人爱吃的热狗则应尽量避免，一来它热量较高，二来热狗是加工制品，吃多可能会危害健康。

市售早餐热量、价格参考表

早餐热量表

名称	热量（大卡）	价格（元）
铁板面	400	8
蛋饼	300	4

（续表）

名称	热量（大卡）	价格（元）
火腿蛋吐司	260	5
萝卜糕	240	5
猪排三明治	235	5
奶茶	200	4
红茶	150	3
玉米浓汤	120	5

豆浆店热量表

名称	热量（大卡）	价格（元）
烧饼＋油条	430	6
糯米饭团	330	6
馒头夹蛋	327	4
皮蛋瘦肉粥	320	7
鲜肉包子	270	3
有糖豆浆	290	3
米浆	240	3
无糖豆浆	150	4

其他早餐热量表

名称	热量（大卡）	价格（元）
热狗	350（未加酱料）	5
便利商店饭团	200	5
肉松面包	420	4
红豆面包	320	4
起司贝果	292	5

（续表）

名称	热量（大卡）	价格（元）
鲜奶	146	5
早餐玉米片	150	5
生菜沙拉（无土豆泥）	50～60（不加酱）	9

学习正确吃早餐

首先，早上起床要喝杯温水，一则补充睡眠中自然出汗所减少的水分，二则有利内脏苏醒。空腹喝下去的水会马上被小肠吸收，5 分钟就能进入血液，让血流更顺畅，也有助于通便；其次，早餐也需要五谷根茎类食物。很多人不敢吃米饭、面包或面条等淀粉类的食物，以为会胖。事实上，造成肥胖的是这些食物中的添加物，如面包中的奶酥、红豆，涂在吐司面包上的果酱、奶油等，而不是面包本身。再者，复合性醣模拟单醣好。淀粉类碳水化合物的醣类，可以为大脑提供能量，帮助我们做好每一件事，包括思考、记忆、解决疑问，以及调节身体机能。

此外，也应摄取奶、蛋、豆、鱼、肉类等食物中的蛋白质，因为蛋白质是启动大脑的另一个关键。而水果或蔬菜更不能少，以水果而言，早上可以摄取富含维生素 C 和柠檬酸的柳橙、柑橘。因为维生素 C 可以“发动身体的引擎”，柠檬酸则能把碳水化合物转化成肝醣，形成动力，并防止体内脂肪的合成，预防肥胖。

总之，一份营养健康的早餐，蛋白质、脂肪、醣类的比例要适当，丰富的维生素与矿物质特别是钙质，都不可或缺。建议一杯牛奶、一个鸡蛋或一份熟肉，搭配一些全麦、五谷杂粮面包或一个馒头，再配上一碟烫青菜，也可吃生菜沙拉、一份水果或一杯现榨蔬果汁。这样的早餐搭配，就能为我们带来一天的活力。

健康早餐的基础

分类	食物
全谷类	燕麦、糙米、全麦面包、杂粮面包、早餐谷类脆片、杂粮粥。
低脂蛋白质	水煮蛋、瘦肉片或鸡肉、金枪鱼、鲑鱼。
低脂奶类	脱脂奶、低脂酸奶、低脂奶酪。
水果和蔬菜	新鲜蔬菜、100%不加糖纯果菜汁。

潘教授小叮咛

早餐吃一颗鸡蛋既营养又健康。许多人以为蛋黄胆固醇过高，吃蛋时都会刻意把蛋黄挑出扔掉。其实，这是错误的观念。因为血中胆固醇过高的原因，绝对不是来自一天一颗鸡蛋的蛋黄，且蛋黄有非常多的营养成分，不仅是胆固醇，还有维生素 A、B1 等。所以，一天一颗蛋不会造成胆固醇升高，反而有助身体健康。

吃鸡蛋要注意烹调方式，水煮蛋、荷包蛋都是不错的选择，不过，煎荷包蛋不能煎得太久，以免蛋白质不易吸收；卤蛋在制作过程中可能加了过量的酱油，切记不要吃太咸；皮蛋的蛋白质较不易消化、吸收；咸鸭蛋通常也太咸，所以最好是配饭吃。

鸡蛋可能含有细菌或病毒，不建议生吃，至少要七八分熟，打蛋之前也要先把手洗干净，因为病毒、细菌会残留在蛋壳上。

第10课　十大五谷杂粮大剖析

五谷杂粮是什么？比一般的米饭有营养吗？吃五谷杂粮有什么好处？哪些人不适合吃？五谷杂粮怎么吃才健康？

过度追求精致、加工的饮食，导致罹患慢性文明病的人数不断增加。为此，以大众饮食健康为诉求，相关政府部门开始强调吃原始不加工、少盐、少油的食物，“蔬菜每天吃半斤，五谷加入白米饭”，鼓励大家多吃五谷杂粮饭。不过，吃五谷杂粮虽健康，但怎么吃也有学问，吃错了反而伤身。

中国最早的五谷，一般是指“稻、黍、稷、麦、菽”。稻指的是稻米、糙米；黍指的是黄米或玉米；稷指的是小米；麦指的是大麦、小麦、荞麦、燕麦等麦类；菽指的就是一般豆类，如大豆、绿豆、红豆等；杂粮则指水稻、小麦以外的杂食，例如核桃、薏仁、南瓜子等。其实，谷类至少有30种之多，其营养成分与白米不相上下，而豆类也有10种以上。

多吃五谷杂粮有益健康

五谷杂粮的维生素含量丰富。其中，全谷类富含的泛酸、维生素 B 群可帮助热量代谢；丰富的膳食纤维可增加饱腹感，促进肠胃蠕动，并延缓醣类的吸收，有助血糖控制；维生素 B2 可预防口角炎、青春痘；维生素 E 预防衰老；钾可维持体内水分的平衡，防治高血压；镁与磷则是骨骼发育的重要元素；而氨基酸、胱氨酸有助头发生长，使头发乌黑亮丽；磷质可促进脑部发育；乙酰胆碱能帮助神经传达，增强记忆力。另外豆类含丰富的大豆蛋白及低油、低胆固醇和不饱和脂肪酸，可预防心血管疾病的发生。

五谷杂粮之所以有益健康，是因为每种谷类与杂粮的营养成分各有不同。以糙米为例，糙米含有的维生素 B 群及多种微量矿物质，可以加速新陈代谢，使其更为顺畅；维生素 E 溶于胚芽所含的油脂中，有助于稳定自由基，即使是胚芽油本身，也是调整血脂肪单元不饱和脂肪酸与人体必需的亚麻油酸及次亚麻油酸的主力，且糙米中蛋白质的质量也比大米好。

常见五谷杂粮营养大分析

1. 糙米：种在稻田里的稻米是连壳包在一起的，就像水果外面还覆着一层果皮一样，将这层果皮去除之后，就成了糙米。糙米的周围还覆盖着一层茶色的种皮，将种皮去除之后就成了胚芽米。如果将胚芽也去除的话，就成为我们常吃的精大米了。稻米的营养都在外层，而糙米是尚未经过精制加工的米，所以含有比大米更丰富的矿物质、脂肪、蛋白质、膳食纤维、维生素 B 群、维生素 E 等。糙米不但营养价值高，也被中医认为有助身体排毒，如所含维生素 E 具抗氧化作用，可以抑制脂肪的氧化，降低体内胆固醇，保持血液畅通；其膳食纤维，则有调节肠道的作用，可改善便秘并预防大肠癌。

别名：玄米

主要营养成分：

碳水化合物 + 蛋白质 + 维生素 B 群 + 铁 + 锌 + 膳食纤维

营养价值：1. 维生素 B 群及多种微量矿物质，可加速新陈代谢，使其更顺畅。

2. 维生素 E 溶于胚芽所含的油脂中，有助于稳定自由基。

饮食禁忌：糙米的纤维较粗，对于消化功能不佳及一次吃太多者反而会有消化不良的问题。

购买糙米时应选择表面有光泽，颜色呈浅褐色，颗粒饱满肥大及未碎裂者为佳。由于糙米含有米糠和胚芽，营养丰富，因此容易遭虫蛀，购买后不应存放过久，平时最好能放在冰箱内储存，避免生虫。

2. 黑糯米：黑糯米自古即是珍贵的滋补食品，《本草纲目》记载，黑糯米性温和、味甘，有暖胃活血、滋养肝肾的功效，能补中益气，改善腹泻和虚汗，舒缓脾胃虚弱，调整消化吸收。黑糯米熬煮成粥，适合神经衰弱、病后及产后的人食用，能起到补充营养、增强肠胃功能的效用。不过，黑糯米稍微燥热，火气大的人不要吃太多，而体质偏寒者，吃黑糯米有暖胃、活血功效，不妨多吃。

别名：紫米、黑米、紫黑米、血米

主要营养成分：碳水化合物 + 蛋白质 + 维生素 B1 + 维生素 C + 维生素 E + 烟碱素 + 铁 + 锌

营养价值：1. 铁质含量丰富，可增加体内血红素含量，发挥补血和预防贫血的作用，也可促进儿童骨骼和大脑发育。

2. 其含有的维生素 B1、C、E 和烟碱素可分解足够的不饱和脂肪酸，避免细胞氧化，延缓老化、预防癌症。

饮食禁忌：黑糯米与糯米一样，不易消化，肠胃不佳者或老年人最好不要吃太多。

黑糯米的选购要以颗粒完整、饱满、颜色均匀，没有碎裂和杂质者为佳。此外，黑糯米营养非常丰富，容易发生虫蛀，不可存放过久，应以密闭式容器储存，并放在阴凉处，打开后最好尽快食用完毕。

3. 小米：小米含有丰富的蛋白质、脂肪和碳水化合物，营养比大米高出许多，纤维质又不像糙米或糯米那样粗糙不易消化，非常适合幼儿及老年人食用。此外，小米味甘咸，性寒，有治疗反胃呕吐、益肾、固胃的功效。产妇坐月子期间，可用小米加红糖酿成小米酒调养身体，有助体力恢复。还可以在小米粥中加入适量大米熬成浓粥，有益气补虚、安定神经的作用，而睡前食用小米粥也可改善失眠。

别名：粟米、粟小米、稷仔黍米、硬粟

主要营养成分：碳水化合物＋蛋白质＋维生素B1＋维生素E＋维生素B6＋铁＋锌

营养价值：1. 维生素B群可促进蛋白质代谢，补充细胞生长所需的养分，并维持中枢神经正常化，也可预防和改善过敏性皮肤炎等。

2. 铁质可预防和改善缺铁性贫血。

3. 锌可增加身体抵抗力，减少胆固醇沉积，预防动脉硬化，促进全身新陈代谢。

饮食禁忌：煮小米粥时，不要和凉性食材如杏仁、薄荷等同煮，以免引起腹泻。由于小米的蛋白质成分不完整，赖氨酸含量偏低，因此需搭配蛋白质成分较佳的豆类一起食用，使营养更均衡。

选购小米时，挑选颜色金黄、有光泽，气味清香者为佳。由于小米的米粒容易发霉，存放时要保持干燥，且不宜放置过久。特别要注意，许多人吃小米粥喜欢添加白糖，这是错误的食用方式，会抵消小米有益健康的元素。此外，小米是谷类中偏凉的一种，煮小米粥时，建议添加一些枸杞、红枣或老姜片，可调和小米粥的寒性。

4. 薏仁：薏仁不仅有利水气、消肿胀、补肺润肤、去湿、止痛及健脾、止泻的效用，还能分解酵素、软化皮肤角质，使肌肤光滑有弹性，同时改善脸上皮肤的色素沉淀与粗糙现象，去除斑点、减少皱纹。因此，素有美容保健食材的美誉。且研究发现，薏仁可增强身体免疫力，对抗肿瘤，抑制癌细胞生长，有抗癌效果。

别名：薏米、薏苡仁

主要营养成分：碳水化合物 + 蛋白质 + 维生素 B1 + 镁 + 铁 + 锌

营养价值：1. 含丰富矿物质，其中的铁可预防贫血；镁可促进神经和肌肉健康；锌有助于增进生殖能力。

2. 维生素 B1 能防治脚气病。

3. 蛋白质内含麸氨酸、丙氨酸等氨基酸，可促进新陈代谢、降血脂和血压。

饮食禁忌：薏仁属寒性食材，会加速子宫收缩和体内排水。体质较虚弱或有大便干结（含水分少）者，最好不要吃太多；妇女怀孕时更应忌口，以免流产。

一般常用的薏仁为白薏仁，也就是薏仁除去外壳与种皮后的谷仁；而糙薏仁（亦称红薏仁）则是指除外壳后的部分，外皮为深咖啡色，维生素 B 群与纤维质较完整，但口感不如白薏仁，两者的关系就如同糙米与精大米。

近来薏仁被奉为美容圣品，因其含有丰富的植物性蛋白质、油脂、醣类、维生素和矿物质等，可调节生理机能、美白养颜及消炎，经常食用能让原本粗糙的肌肤逐渐细致动人。

薏仁可煮汤、煮粥，做成甜汤和养生茶饮；也可当药膳材料，制作各种炖补汤，用途非常广泛，是一般家庭常备的食材之一。选购时，以颗粒完整、大小均匀，少杂质及粉屑者为佳，平时保存宜装在干燥的容器中，放在阴凉、干燥处即可。

5. 杏仁：杏仁的营养价值高，它含有丰富的单元不饱和脂肪酸，有益心脏健康；也含有维生素 E 等抗氧化物质，能预防疾病和早衰。而《本草纲目》也列举了杏仁的三大功效：润肺、清积食（意指杏仁可助消化、缓解便秘症状）、散滞；《现代实用中药》则记载：“杏仁内服具有轻泻作用，并有滋补之效。”对于年老体弱的慢性便秘者来说，服用杏仁效果更佳。

别名：扁桃仁、南杏仁、甜杏仁、杏梅仁

主要营养成分：碳水化合物 + 脂肪 + 蛋白质 + 维生素 A + 维生素 E + 钙 + 磷 + 铁 + 胡萝卜素

营养价值：丰富的单元不饱和脂肪酸，可降低胆固醇，进而预防心脏病。此外它含有的维生素E，也是心脏“护卫者”。

饮食禁忌：杏仁含有毒物质氢氰酸，过量服用会引发中毒，因此杏仁不可以大量食用。

杏仁虽有许多药用价值，但不可以大量食用，因为它含有毒物质氢氰酸（氢氰酸致死剂量为60毫克。100克苦杏仁分解释放氢氰酸100~250毫克，甜杏仁的氢氰酸含量约为苦杏仁的三分之一），过量服用会导致中毒。所以，食用前必须先在水中多次浸泡，并加热煮沸，以减少、消除其中的有毒物质。此外，杏仁及其制品比较燥热，产妇、幼儿、实热体质的人和糖尿病患者不宜食用。

6. 亚麻子：亚麻子是自然界亚麻酸含量最高的物种。亚麻子中的EPA、DHA对提高青少年智力、保护视力有重要作用，同时有助于脑细胞的形成、生长和发育。日常生活中若能吃一点亚麻子，对老年痴呆症有很好的预防效果。且无数的研究证明，摄取纤维含量丰富的饮食，可以降低与荷尔蒙有关的癌症发生率，如乳腺癌、子宫内膜癌和前列腺癌。食物中的纤维分为两类：一种是非水溶性纤维，可以减少肠道运输时间，对便秘非常有效，能让粪便更迅速地排出体外；另一种是水溶性纤维，能够帮助调整血糖，降低胆固醇浓度。而亚麻子中含有三分之二非水溶性纤维及三分之一水溶性纤维，所以同时具有两者的功效。

别名：胡麻子、壁虱胡麻、亚麻仁、大胡麻、胡麻仁

主要营养成分：

木酚素 + 植物固醇 + 酚酸 + 植酸 + 纤维 + ω3 脂肪 + 镁

营养价值：1. 内含 EPA 和 DHA，有降血压、降血脂、预防冠心病和心血管疾病的作用，堪称是草原鱼油。

2. 含较多木酚素，木酚素 SDG 可有效预防糖尿病和肿瘤增长，目前在临床上被广泛应用。

饮食禁忌：胃弱、大便滑泄者及孕妇忌服。

亚麻子有多种食用方式，烹调、凉拌、入馅、直接服用都可以。亚麻子油也可按 1：1 的比例与蜂蜜调饮，但用于炒菜时（最好只用于凉拌），要避免油温过高。亚麻子油属不饱和脂肪酸，所以不稳定，和亚麻子粉一样都应该存放在不透光瓶中，放置冰箱冷藏最佳。

7. 芝麻：芝麻的脂肪虽多，但脂肪酸比例很优良，最主要的脂肪酸是亚麻油酸，乃人体不可缺少的必需脂肪酸之一。中医认为，芝麻味甘，性平，有益肝、补肾、润燥、养血、通便、健脾的功效。生芝麻属性寒，但炒过的芝麻就变成温热

性，适合体质虚寒、气血不足者。产后妇女食用芝麻油食品，可滋阴补血，促进乳汁分泌，并有利于产后恢复。日常食用芝麻糊，可养肝明目，防止白发早生，还可有效预防动脉硬化、心脏病、高血压等疾病。

别名：脂麻、乌麻、油麻、胡麻、麻仔

主要营养成分：

蛋白质＋铁＋磷＋钙＋维生素A＋维生素B1＋维生素B2＋维生素D＋维生素E＋膳食纤维

营养价值：1. 铁质可预防缺铁性贫血。

2. 钙质对骨骼、牙齿的发育及防护大有益处。

3. 维生素E除了是抗氧化的先锋，也能促进人体对维生素A的利用。

饮食禁忌：1. 生芝麻不易消化，食用前最好用小火炒熟。

2. 炒过的芝麻较燥热，体质较燥热者不宜吃太多。

芝麻分黑芝麻与白芝麻，黑芝麻的钙、铁含量远高于白芝麻，并含有较多的粗纤维，且有头发生长所需的必需脂肪酸、含硫氨基酸，以及多种微量矿物质，有助头发乌黑亮丽。不过，食用芝麻时要注意，由于芝麻和猪肉都含有蛋白质，在消化的过程中所需要的消化液和消化时间不同，如果常一起食用会影响人体的消化功能与健康。此外，芝麻的钙和菠菜的草酸，也不适合一起搭配食用，会形成不容易消化的草酸钙，影响人体消化吸收的功效。

8. 核桃：现代医学研究认为，核桃中的磷脂，对脑神经有良好保健作用。核桃油含有不饱和脂肪酸，有防治动脉硬化的功效。核桃仁中含有锌、锰、铬等人体不可缺少的微量元素。人在衰老过程中锌、锰含量会日渐降低，而铬有促进葡萄糖利用、胆固醇代谢和保护心血管的功能。核桃仁的镇咳、平喘作用也十分明显，冬季对慢性气管炎和哮喘病患者疗效极佳。

别名：胡桃、羌桃

主要营养成分：

脂肪+亚麻酸+蛋白质+糖类+钙+磷+铁+胡萝卜素+维生素B2+维生素B6+维生素E+胡桃叶醌+磷脂+单宁

营养价值：1. 蛋白质和碳水化合物含量较高。

2. 氨基酸含量高达25%，其中有7种人体必需氨基酸。

3. 核桃仁中含有22种矿物元素，并有润肺强肾、降低血脂、预防心脏疾病之功效。

饮食禁忌：1. 阴虚火旺之人忌食。

2. 大便稀薄、腹泻之人忌食。

3. 肺脓疡、支气管扩张及咯血者忌食。

4. 一次不可食用太多，以免发生腹泻。

核桃是食疗佳品。无论是配药用，还是单独生吃、水煮、作糖蘸（裹以饴糖、蜂蜜）、烧菜，都有补血养气、补肾填精、止咳平喘、润燥通便等良好功效。将核桃加适量盐水煮，喝水吃渣可治肾虚腰痛、遗精、阳痿、健忘、耳鸣、尿频等症；与薏仁、栗子等同煮做粥吃，能治尿频、遗精、大便溏泻、五更泻等病症；与芝麻、莲子同做糖蘸，则能补心健脑，还能治盗汗。核桃也广泛用于治疗神经衰弱、高血压、冠心病、肺气肿、胃痛等症。但要注意，核桃一次不可食用太多，以免腹泻。

9. 腰果：腰果因形状呈肾形而得名，内含有益油脂可以帮老年人预防动脉硬化、心血管疾病、脑中风和心脏病，也有助排便。

别名：鸡腰果、介寿果

主要营养成分：蛋白质 + 碳水化合物 + 维生素 A + 维生素 B1 + 维生素 B2 + 维生素 B6 + 亚麻油酸 + 不饱和脂肪酸 + 淀粉 + 糖 + 钙 + 镁 + 钾 + 铁

营养价值：内含 45% 左右的脂肪及多种有益的维生素和矿物质，具有抗氧化、防衰老、抑肿瘤和抗心血管病的作用。无论油炸、盐渍及糖渍皆宜。

饮食禁忌：哮喘病患、对鱼及虾等食物过敏、肠炎腹泻患者，以及痰多患者，不宜多食。

虽然它营养丰富，但根据医学专家指出，腰果内所含的蛋白质会成为过敏体质者的过敏原，而一般有腰果过敏症状的人都有其他食物过敏史。因此，不仅哮喘病患者应慎食腰果，对鱼、虾等食物过敏的人，也极有可能对腰果过敏，应少吃为妙。此外，腰果含有较多的油脂，肠炎、腹泻患者和痰多患者不宜多食。

挑选腰果时，以外观呈完整月牙形、整齐均匀、色白饱满、味香身干、无蛀虫与斑点、含油量高者为佳；若有黏手或受潮现象，表示鲜度不够。腰果应存放于密罐中，放入冰箱冷藏保存，或放在阴凉通风处、避免阳光直射；若能保存得宜，可放一年左右。

10. 决明子：可清肝、明目、利水、通便，现代药理研究指出，它还具有抗菌作用，调末外涂可消肿毒。自古便有以决明子作为药枕填充物的做法。中医证实，决明子水煎或制成片剂服用，有治疗高脂血症的功效。民间则常用决明子炒黄、研末取代茶饮，有滋补强身和增加体力的保健功能。

别名：草决明、羊明、羊角、狗屎豆、马蹄子、猪骨明、夜拉子、羊尾豆

主要营养成分：大黄素＋大黄酚＋大黄素甲醚＋决明素＋钝叶决明素

营养价值：有平喘、利胆、保肝、降压、降脂等效果，并有一定抗菌、消炎、降血压和强心作用。对人体新陈代谢、中枢神经和血液循环也有帮助。

饮食禁忌：1. 经期饮用决明子轻则引发月经不规律，重则使子宫内膜不正常。

2. 决明子有泻药的效用，长期吃对身体不好。

决明子的食用方式大部分皆为炒过后的搭配，除了可直接当茶饮之外，并可加上各种养生且较温性的药材（如山楂、荷叶、柴胡、菊楂、菊花、桃仁等）炖补，或加入白米煮粥。

决明子的选购应以颗粒均匀饱满，外观黄褐色或青绿色，平滑而有光泽，质地坚硬，味苦微甘，无杂质泥土者为佳。其次，最好是炒过的，除比较香外，也不会太寒。而储存的方式应置放在阴凉通风处，不可阳光直射，以避免变质。

依个人体质慎选五谷杂粮

五谷杂粮虽然营养健康，但消化能力有问题、贫血、少钙、肾脏病患、末期糖尿病患以及急性发作痛风病人等，并不适合食用。因为五谷杂粮的食材较粗糙，与胃肠道的物理摩擦会造成消化功能不佳的人，如胃溃疡、十二指肠溃疡等患者的伤口疼痛。而容易胀气的人，吃多了也不舒服。特别提醒，谷物的植酸、草酸含量高，会抑制钙质，尤其是铁质的吸收，所以缺钙、贫血的人要注意，牛奶不能与五谷饭一起吃，否则会影响钙质吸收。此外，红肉所含的血基质铁，不受植酸影响，但老人多半不太吃红肉，如果为了健康又以五谷杂粮取代主食，贫血现象将无法改善。因此，如有贫血问题，又喜欢吃杂粮，一定要补充红肉，一天的肉类来源有一半必须是红肉。

许多营养师在负责慢性肾脏病人的饮食卫教时发现，不少病人因濒临洗肾危机，特意将原来爱吃的大米饭舍弃，改吃五谷杂粮，以期找回健康。结果三个月后复查，抽血检测，钾、磷反而升高，这是聪明反被聪明误的做法。其实，肾脏病人反而需要吃精致大米。因为五谷杂粮的蛋白质、钾、磷含量偏高，当做主食容易对这些物质摄取过量，从而增加了肾脏负担，身体无法承受。糖尿病人因为要控制淀粉摄取量，所以，即使吃五谷杂粮，也要控制分量。且五谷杂粮虽然纤维丰富，有助降低血糖，但一旦糖尿病合并肾病变，就不能吃杂粮饭，得回过头来吃精大米。

豆类属于中普林食物，但痛风病人吃多了，会引发尿酸增高，因此，在五谷当中的豆类的摄取量必须降到最低。尤其是在痛风急性发病期间，应尽量选择普林含量低的食物，如：蛋类、奶类、五谷类及蔬菜水果。蛋白质则尽量从蛋类、奶类中摄取，并应摄取充足的热量以避免组织分解产生更多的尿酸。

多数人虽知道五谷杂粮有益身体健康，但认为口感不佳，不如米饭软糯，因此，实际吃的人并不多。其实，烹煮五谷杂粮米饭有诀窍，煮前泡水久一点、煮熟后在电饭锅闷久一点，至少3、4个小时以上，或隔餐再吃，煮出来的五谷饭就会跟米饭一样好吃。

许多人认为薏仁有助调节血脂肪而大量食用，这是错误的做法，因为薏仁是碳水化合物，人体一旦吸收过多碳水化合物，三酸甘油酯就会升高。因此，任何东西都要适量才好。

第11课　我们每天吃的鱼有毒吗?

吃鱼的好处有哪些?深海鱼好还是淡水鱼好?环境污染问题严重,许多鱼也有重金属残留或经染色、漂白,购买时应该如何选择?如何才是健康的吃鱼方法?

几乎所有研究都指出:“吃鱼的好处大过吃肉!”不管哪种鱼,营养价值都非常高。尤其相较于猪、牛、羊、鸡肉,鱼肉的蛋白质含量丰富,达到15%~20%,且属优质蛋白。同时鱼肉鲜嫩,容易消化吸收,脂肪含量又低。最重要的是,鱼肉中含有丰富的人体无法自行合成的不饱和脂肪酸,就是OMEGA3(EPA/DHA)脂肪酸,对维护心血管健康、降低炎症反应都有非常好的效果,而这种脂肪酸不存在于陆上的家禽、家畜身上。

另外,鱼肉中含有丰富的DHA,不仅有上述提及的功效,还能活化脑神经,对改善过敏性疾病有相当不错的效果。过敏的起源是因为过敏原吸入体内所致,包括尘螨、霉菌、花粉等，当过敏原进入体内时，身体自然想要将其排除，而制造出许多发炎物质，接着将其记忆，并产生抗体来排除它。这种异常大量地制造抗体，当然会引起身体过敏，而 DHA 能抑制发炎物质的过量产生，略微改善体质。

鱼肉中的 DHA 能提升学习能力

其次，DHA 进入大脑中以后，可使神经髓鞘细胞膜的分子结构变正确，脑细胞结构正确后，传达与接收的速度就会加快，学习效率因此提升，记忆力也相对提高，这也是为何大家会说 DHA 能使头脑变聪明的原因。再者，DHA 能使坏胆固醇下降、好胆固醇增加，防止动脉硬化，避免各种心血管相关疾病的产生，并能抑制血栓现象发生。同时，它还有助于残存脑细胞的活化，对于老年痴呆症有极佳的预防效果。此外，它还能让视网膜活化，有助视力改善，预防黄斑部退化的功能。DHA 并被发现具有抑制癌症的作用。根据一些研究显示，每天只吃鱼类的人，罹患口腔癌、食道癌、胃癌、大肠癌、乳癌、肾癌的概率较低，而对于罹患癌症的病患，DHA 则有增强身体抵抗力、延长寿命的功效。

哪些鱼类富含 EPA、DHA？通常以鲭鱼、秋刀鱼、沙丁鱼、鲣鱼等青背鱼为多，一般淡水鱼、浅水鱼含量较少；鱼体部位则以鱼头、鱼眼睛最多。烹调时少油炸，多以清蒸、水煮、烘烤的方式，较能保存 EPA 与 DHA。如果鱼的腥味较重，可用烤的，食用前滴少许柠檬汁增添风味；或用洋葱、红西红柿做成烩鱼块的方式，也可将水果、香料、中药等入菜，口感更佳。

正确吃鱼九大原则

吃鱼虽然好处多，但如何健康吃鱼也很重要。正确吃鱼有九大原则，以下利用简单易懂的表格为读者解说。

原则 1　买鱼勿重“色相”，过红过白不要吃

添加物	外观特色	对人体影响
亚硝酸盐，一氧化碳	鱼肉或虾头异常红润	亚硝酸盐会引发胃癌和食道癌，也可能引发气喘过敏反应。
双氧水等漂白剂	鲂仔鱼、炸弹鱼（鲣鱼）呈雪白色	破坏黏膜，成为相当强的致癌自由基。
工业用皂黄	背腹都呈黄色	引起肝脏疾病。

鱼和一般动物一样，死了之后不会再有血液氧的供应，肌蛋白也就褪色变成褐色。所以，要维持鱼死掉之后，肌蛋白还红润不变，只有通过两种方法：一氧化碳发色处理或添加亚硝酸盐。人吃了含亚硝酸盐的食物，会有致胃癌和食道癌的风

险。至于过白的鱼则可能是经双氧水漂白处理。

双氧水是非常活跃的化学物质，除了杀菌之外也可用来漂白。如一般民众喜欢购买的颜色雪白、透明的魩仔鱼，就是经过双氧水处理的，目的是让其卖相佳、保存期限久。除了过红、过白的不能购买之外，也不能购买颜色过黄的鱼。因为有人会将次等鱼添加工业用皂黄染黄，充当黄鱼贩卖，而工业用的皂黄容易引起肝脏疾病。因此，选购黄鱼时，要注意黄鱼只有下半部（腹部）是黄色，如果背、腹部都呈现黄色，表示泡过皂黄；也可观察泡鱼的水，如果水有些泛黄，代表这些鱼经过染色了。

不仅是鱼，挑选虾时，也应改变“以貌取虾”的习惯。由于渔船在海中作业打捞鱼虾时，每撒一次网必须经过4个小时才会收网，较早进到网中的虾必然因为碰撞等问题卖相较差，并且容易出现黑头现象。为了减少黑头虾，市面上不少虾都会添加有俗称“虾鲜”的保鲜剂——亚硫酸盐。而有些孩童对亚硫酸盐会有过敏反应，如果吃进添加了亚硫酸盐的虾，可能会引起气喘发作。

亚硫酸盐主要可抑制色氨酸变成黑色素，经久放之后，添加亚硫酸盐的虾因为看起来比较新鲜反而抢手，黑头虾却往往被弃之如敝屣。事实上，虾出现黑头现象并不代表它腐烂了，而是虾体离开水域之后色氨酸会被酵素快速地代谢为黑色素，成分和人类头发的黑色素一样。比起含有人工添加剂的虾，黑头虾要纯净许多。

原则 2　大型深海鱼少吃

鱼种	有害物质	对人体影响	替代选择
鲨鱼、金枪鱼、旗鱼、鳕鱼	含汞量高，部分含戴奥辛、多氯联苯等。	甲基汞是神经毒素，会侵入中枢神经，造成老年痴呆、心脏病、冠状动脉疾病，对幼儿、孕妇影响最大。	阿拉斯加和堪察加半岛的扁鳕、我国台湾海域的鬼头刀（暑鱼）、鲭鱼、秋刀鱼、白带鱼

鳕鱼肉嫩、刺少，是老少都爱吃的鱼类。不过，根据抽检，一半以上的鳕鱼都有汞超量的问题，只有阿拉斯加和隶属俄罗斯的堪察加半岛的扁鳕，质量最符合标准，所以行情价也最高，其他地方的鳕鱼则汞污染非常严重，其中又以甲基汞对人体造成的危害最大。

甲基汞是一种神经毒素，当它进入人体后，会侵犯中枢神经，即使经过 45 年之久，仍有一半停留在人体内，所以会造成老年痴呆、心脏病、冠状动脉疾病，是所有汞元素中毒性最厉害的一种。研究显示，汞对幼儿神经系统的发育影响极大，每 100c. c. 的血液中，只要汞的浓度上升一个等级，孩童的智商就下降一个等级。因此，除非确定购买的鳕鱼不含汞，否则孕妇、小孩都不适宜食用。

其实，不仅是鳕鱼，所有大型鱼如鲨鱼、金枪鱼、旗鱼等都是高危险鱼类，因为环境污染问题日益严重，海水中存在非常多的汞，小鱼先吃一堆汞，中型鱼再吃一堆小鱼，汞含量相对增加，然后大型鱼再吃了中型鱼，汞就更多了。加上汞的代谢速度缓慢，人吃愈多大型鱼，脑中的甲基汞剂量也就愈多。据估计甲基汞在神经系统中的半衰期长达 45 年。此外，大型鱼的鱼头、鱼皮、鱼翅及内脏容易累积污染物，因此吃大型鱼时，应尽量避开这些部位。根据李俊璋教授的研究，常吃大型鱼的人因为汞中毒会有肝肾功能障碍、惯用手颤抖、四肢麻木的问题。

曾有医院做过一个研究报告，建议民众吃鱼时选小不选大，尤其 100 公斤以上的大鱼，不但含有甲基汞，有些还含有戴奥辛、多氯联苯，而这些毒素，民众无法从鱼的外观中看出。因此，日常生活应尽量少吃大鱼，多选择小型鱼，最好是台湾地区盛产的鱼类如鲭鱼，且鲭鱼是小型鱼中鱼油含量非常丰富的鱼类。此外，白带鱼、秋刀鱼无污染，也是安全的选择。

原则 3　水色不对不吃

地点	正常水色	问题水色	原因	对人体影响
养殖渔场	淡绿色	深绿色、蓝色	藻类过多或有添加物	孔雀石绿会致癌、造成突变、畸胎、呼吸毒性、肝肾伤害及功能障碍。
海鲜餐厅	透明无色	蓝绿色	添加药剂例如孔雀石绿	孔雀石绿会致癌、造成突变、畸胎、呼吸毒性、肝肾伤害及功能障碍。

海鲜从大海捕捞上岸到送至海鲜餐厅，真正的鲜度保存时间只有 24 ~ 48 小时左右，之后就会开始病恹恹。如果海水鱼在运送过程中发生鳞片破损，免疫力一消减，鱼就会发生相互

感染的情况。为了防止这些高价鱼死亡，有些业者会添加孔雀石绿，以防止鱼的交互感染。

近年，台湾地区、香港地区、大陆的高级养殖鱼类，如鳗鱼、石斑鱼等，纷纷传出含致癌物质孔雀石绿（Malachite green）的消息，引起消费者的恐慌而不敢食用养殖鱼类。孔雀石绿是一种三苯甲烷（triphenylmehtane）染料，本来使用在工业如纺织、造纸等产业上。由于对水生鱼类或动物的霉菌、细菌、原虫、寄生虫感染深具疗效，加上价格便宜，因此被广泛使用在水产养殖上。但也因为孔雀石绿对健康的危害甚大，许多国家包括台湾地区及大陆，都已禁止在水产养殖中使用。

孔雀石绿曾被报导过有致癌性、致突变性、致畸胎性及呼吸毒性。在组织病理学上，也发现孔雀石绿对多种器官的影响，包括肝、肾的伤害及功能障碍，也曾有人将孔雀石绿误当眼药使用，致使角膜溃疡、混浊而失明。有鉴于此，大家在光顾海鲜餐厅时，务必留意其鱼展示池的水色有无异常，若呈现蓝绿色则可能有其他添加药剂或化学物质。

原则4　价格离谱不吃

种类	参考价（单位：元）	廉价海鲜问题	替代选择
生蚝	进口价4元以上/颗	来源或质量有问题	墨斗鱼、软丝、鱿鱼
大闸蟹	进口价40～60元以上/只	来源或质量有问题	墨斗鱼、软丝、鱿鱼

消费者到价位不够高，却提供生蚝吃到饱的餐厅，不要因此有“赚到了”的心态，反而要担心生蚝的新鲜度问题。因为生蚝成本昂贵，若以便宜价钱卖出，可能在中间过程的冷冻链出了问题，以致新鲜度下降，才会降价求售。再以大闸蟹为例，曾有媒体爆料低价出售的大闸蟹被检验出含有高浓度的氯霉素。

杀头的生意有人做，赔钱的生意没人做！消费者千万不要被低廉的价格冲昏头，否则虽然便宜了荷包，但赔上的代价却可能是宝贵的健康。相较于虾、蟹、蚝，墨斗鱼、软丝、鱿鱼是更好的选择，因为这些海鲜的食物链较低，吃的是浮游生物，受生态环境的影响小，食材污染的问题相对不太严重。不过，许多人以为墨斗鱼的胆固醇高而不爱吃。其实，墨斗鱼、鱿鱼、软丝并不含胆固醇，而是另一种固醇类，这种固醇不会导致人体的胆固醇上升，所以，对于高血脂的人来说，它们都是安全的食材。

原则5　生鱼片冷冻后吃

错误观念	正确观念
新鲜生鱼片比冷冻的好	鱼身上的寄生虫，99%都可由超低温冷冻方式杀死。
冷冻生鱼片须放冰箱冷藏7～8小时解冻	冷冻生鱼片隔塑料袋在水龙头下冲水（冷水）解冻，约5分钟即可。

一般人多认为，吃生鱼片当然要吃刚捕捉的鱼，最好还是

活蹦乱跳的活鱼，其实不然。以安全起见，生鱼片最好的食用方法是冷冻后再吃。因为吃生鱼片最怕吃到细菌和寄生虫，但大部分的寄生虫都可藉由冷冻的方式杀死，而细菌经超低温冷冻后短时间内会死掉99%，所以冷冻的生鱼片，要比现捞却含有大量细菌或寄生虫的生鱼片更安全。

大部分用来作生鱼片的鱼种都属于深海鱼，必须经过远洋作业才能捕捉到。但远洋渔船的作业耗时长久，捕捉到的鱼要先进行急速冷冻以保持新鲜，直到返回陆地送到市场售卖。所以市面上销售的最贵的生鱼片多半都经过冷冻过程，就连黑金枪鱼也是抓2个月吃一整年。只是呈现在一般消费者面前时，这些鱼肉已从冷冻状态解冻为一般状态了，消费者从口感上完全无法辨别生鱼片是现捞的或冷冻的。

生鱼片要保持鲜度，除了急速冷冻之外，也要急速解冻，但一般人多是从冷冻室放到冷藏室，7、8个小时后，鱼肉变软了再吃。这种方式是很不科学的，是错误的，因为解冻时间长达7、8个小时，鱼肉会产生汁液流失（dripping）的现象，也就是鱼肉的细胞内液流出，鱼的口感及营养价值变差。

生鱼片的解冻方法很简单，只要隔着塑料袋在水龙头底下冲水（冷水即可），约5分钟鱼肉就软了，因为水的比热最高，会带走很多的热能，所以解热最快，这才是生鱼片解冻的正确方法。

原则6　鱼皮、内脏、脂肪少吃

<table>
<tr><th>类别</th><th>可能产生的污染</th><th>解决方法</th></tr>
<tr><td>鱼皮、内脏、脂肪</td><td>海洋重金属污染如戴奥辛、多氯联苯、汞、铜、锌、铅等有亲脂性，易堆积在鱼皮、内脏、脂肪、鱼卵中。</td><td>少吃鱼皮、内脏、脂肪、鱼卵等部位</td></tr>
<tr><td rowspan="2">鱼油</td><td rowspan="2">海洋污染严重，鱼油提炼恐含多氯联苯、戴奥辛等环境荷尔蒙。</td><td>多吃鲜鱼，少吞胶囊。</td></tr>
<tr><td>选择已开发国家、大食品厂，经重金属、多氯联苯，及戴奥辛含量检测，符合国家标准的产品。</td></tr>
</table>

戴奥辛、多氯联苯，以及汞、铜、锌、铅等重金属都有亲脂性，容易累积在鱼体的脂肪当中，当人类食用之后，会转而继续在人体中累积，造成严重程度不一的后遗症。因此，不管食用野生鱼或是养殖鱼，除非经过检验通过，否则最好去掉容易堆积脂肪的鱼皮、鱼内脏、鱼脂肪以及鱼卵等部位，减少食入有害污染物质的机会。

此外，不少人有吃鱼油的习惯，认为吃鱼油胶囊既方便又省事，同样可以摄取到丰富的EPA和DHA成分。但是在环境污染如此严重的状况下，鱼油正是多氯联苯、戴奥辛等环境荷尔蒙和重金属等有毒物质最容易积蓄之处，吃鱼油反而成为一种危险性极高的行为。而且光吃鱼油还不如吃鲜鱼有益身体，毕竟直接食用鲜鱼，更能摄取到各种不同的营养素。这里所说的鲜鱼是自己烹调的鱼，而不是指生的未煮熟的鱼，大家不要误解。

至于是否因此就不要吃鱼油胶囊呢？只要慎选经过重金属、抗生素、多氯联苯，以及戴奥辛含量检测的鱼油就可以安心服用，对野生鱼种提炼出的鱼油需要检验抗生素，因为鱼油胶囊的组成成分是明胶，来自牛或猪的皮，常含有多种抗生素。

原则7　超量生产不吃

超量生产常见问题	解决方法
1. 业者为大量繁殖快速催熟，添加抗生素，例如大闸蟹添加氯霉素。	勿过度抢食热门海鲜
2. 走私进口，未通过正规检疫，安全卫生堪虑。	

万物生长有其时序和节令，以及正常环境下应有的产量数目。但人类往往为了满足口腹之欲，任意改变动植物的生长环境，尤其是当有利可图时，更是想尽办法使其大量繁殖并快速促熟。这样做除违反自然生态原则之外，背后隐藏的人工添加物问题更令人忧心。

以近年台湾地区盛行食用的大闸蟹为例，每到秋天，吃蟹热潮便席卷全台，促销大闸蟹的广告随处可见，从餐厅、便利商店、鱼市场到菜市场，甚至公路旁都在贩卖。这些蟹贩当中，大部分都标榜产品来自我国大陆的阳澄湖，为了取信大众，产地证明、来历证明等纷纷出笼。结果，被媒体连续披露多次的大闸蟹未经正规检疫，质量和安全堪虑。

此外，阳澄湖大闸蟹原本产量相当有限，当人们一窝蜂地抢食时，养殖业者便开始以密集养殖的方式满足需求。但超量养殖依赖的无非就是大量的抗生素，这样养殖出来的大闸蟹是否可安心食用，可想而知。

原则8　腌制鱼类产品不吃

腌制海鲜常见问题	解决方法
1. 含盐量高，易对心脏、血管、肾脏造成负担。	多吃新鲜渔获的海鲜，或用不含防腐剂等添加物的鱼松取代。
2. 常含硝酸盐，进入胃中遇到发酵物质，易生致癌的亚硝胺。	

咸鱼、咸小卷、咸鱼干等，常在许多家庭的餐桌上出现，但本书建议大家最好不要食用这些腌制食品。因为腌制的海鲜或其他腌渍食品中往往含盐量过高，对心脏、血管、肾脏等容易造成负担。尤其是腌制物当中经常含有硝酸盐成分，一旦进到胃中遇到发酵的物质，就会产生致癌的亚硝胺。

如果喜欢食用干燥的海鲜食品，或觉得烹调鲜鱼麻烦的话，偶尔可用鱼松代替。在鱼松的研究报告中，虽然对于其蛋白质含量是否和鲜鱼相同仍不了解，但可以确定的是，鱼肉中的 DHA 和 EPA 不会因为热炒和鱼肉干燥转化的过程而流失。不过需要提醒的是，挑选鱼松之前要先确定作为原料的鱼材是否安全无虞，产品当中也不应含有防腐剂或使用豆粉来增加重量蒙蔽消费者。

原则9　烹调方式以烤、蒸、煮为主

烹调方式	锅具选择	用油选择
烤、蒸、煮取代传统煎、炸，避免产生致毒物。	浅口锅，让油覆盖食物，减少空气接触。	1. 少用饱和脂肪如猪油。
		2. 选择耐高温植物油，如大豆油、芥子油，避免油质不稳定。

台湾人吃鱼习惯用油煎或油炸的方式，事实上，若是以烤鱼或是蒸鱼、煮鱼来替代，吃起来会更健康。早有研究发现，鱼对身体的保护效果经过油炸后只剩下一半，尤其使用饱和脂肪如猪油来炸鱼，锅内饱和脂肪会与鱼身上的脂肪交换，导致吃进许多饱和脂肪。

如果非要油炸，最好选择浅口的深锅，让油尽量覆盖食物，以减少食物与空气接触。在油的挑选上，最好选择耐高温的植物油，如大豆油、芥子油等，以免高温烹煮时，油质不稳定对健康造成不良影响。

要充分摄取鱼的营养价值，就要如前文所述，将鱼以烘烤、清蒸、水煮的方式处理，不但较能保存EPA与DHA，也能保有大部分的维生素、矿物质和其他营养素。专家建议，烤鱼时用文火，火焰一定不能接触鱼肉，以防鱼肉烤焦产生致癌物；清蒸鱼要沸水旺火，鱼的体积尽量小、薄，以缩短蒸鱼的时间，蒸好后不要淋油；若要水煮，调味也应清淡，由于水煮时汤中溶解了大量的营养素，建议也要喝汤。

依鱼的不同种类而在烹调上多做变化，不但能增进食欲，也能使孩子更喜欢吃鱼，让他们更好地成长，何乐而不为呢？

（感谢新光医院肾脏科／江医师的鱼铺子总经理　江守山医师帮助校稿并提供信息）

1. 购买海鲜时，应注重海鲜本身的鲜度，而非颜色鲜艳与否。如正常的魩仔鱼应该是淡灰色、野生的秋鲑是粉粉的淡红色、黄鱼是黄中带灰的淡黄色。过白的魩仔鱼、过红的鲑鱼、过黄的黄鱼，都应该要留意是不是有色素添加的问题。

2. 海鲜买回家之后，如果久放不坏，就要担心是否添加了人工防腐剂。目前各县市卫生局都有检测药水供民众免费索取，让民众可以在家自行检测购买的鱼是否含有双氧水、硝酸盐、皂黄等漂白或染色剂。

第12课　喝茶有益健康——认识茶的功效

喝茶真的健康吗？对人体有什么好处？红茶好还是绿茶好？

哪些人不适合喝茶？

喝茶又要注意哪些事项？

茶是大自然赐予人类最健康的饮料！研究指出，喝茶和喝水一样，不仅能补充人体水分，还具有预防心脏病以及某些癌症的功用。每天喝3杯以上的茶，和多喝水一样有益健康！

茶依发酵程度可分为绿茶、白茶、黄茶、青茶、黑茶，及红茶。其中，绿茶、青茶、红茶为一般人最常饮用的茶类。绿茶是一种不发酵茶，滋味甘醇鲜美，常见的有：日式绿茶、龙井、碧螺春；青茶属半发酵茶，发酵度为30%～40%，介于绿茶与红茶之间，既有绿茶的鲜浓，又有红茶的甜醇，以包种茶、乌龙茶、铁观音、武夷岩茶最普遍；红茶则是一种全发酵茶，发酵度约为95%。好的红茶滋味醇厚，香气馥郁，用来作为奶茶或其他加味茶的基底也十分适合。

茶的种类与特色

分类	特色	代表茶种
绿茶	绿茶是一种不发酵的茶，具有味香醇、外形美观等特点。滋味甘醇鲜爽，汤色为明亮碧绿或黄绿色，以玻璃壶冲泡可以表现茶汤的颜色与叶形。	日式绿茶、龙井、碧螺春
白茶	白茶属轻度发酵的茶，发酵度为5%～10%，是中国的特产。它在加工时不炒不揉，只将细嫩、叶背满是茸毛的茶叶晒干或用文火烘干，而使白色茸毛完整地保留下来。	白毫银针
黄茶	黄茶是微发酵的茶，发酵度为10%～20%。在制茶过程中，经过闷堆渥黄，因而形成黄叶、黄汤的茶种。	君山银针
青茶	青茶是属半发酵的茶，发酵度为30%～40%。在制作时让茶叶适当发酵，使叶片稍有红变，是介于绿茶与红茶之间的一种茶类。它既有绿茶的鲜浓，又有红茶的甜醇。青茶的叶片中间为绿色，叶缘呈红色，所以有“绿叶红镶边”之称。	包种茶、乌龙茶、铁观音、武夷岩茶
黑茶	黑茶属后发酵的茶，发酵度为80%。原料以老叶为主，加工时堆积发酵时间较长，使叶色呈暗褐色。风味圆融，是藏、蒙、维吾尔等民族不可缺少的日常必需品。	普洱茶、白针金莲
红茶	红茶是一种全发酵的茶，发酵度约为95%。好的红茶滋味醇厚，汤色红艳透明，香气馥郁。由于口感厚、香气浓，用来作为奶茶或其他加味茶的基底也十分适合。	阿萨姆

不同的茶具有不同的功效，以绿茶来说，除了含有丰富的氨基酸和维生素C之外，内含的儿茶素与多酚类成分也是所有

茶类中最高的。儿茶素与茶多酚可以消除自由基，抑制癌细胞，让身体新陈代谢加速，维持身体健康，帮助身体应对无所不在的污染及压力。适量地喝绿茶有益健康，但要注意，绿茶的茶碱量高，喝多会引起心悸、恶心、呕吐，亦即俗称的“茶醉”。此外，绿茶也有利尿成分，喝多了会尿频。

红茶不仅可帮助胃肠消化、促进食欲、利尿、消除水肿，也因类黄酮含量高，可以预防心血管疾病、强壮心脏功能，有助减缓冠状动脉疾病的病情，并减少中风及罹患某些癌症的概率。此外，红茶的抗菌力强，用来漱口可防滤过性病毒引起的感冒，并预防蛀牙与食物中毒，降低血糖值与高血压。同时，红茶富含茶黄质，消除口臭的效果相当优异，可媲美绿茶。

茶含多种有益健康的成分

茶之所以有益健康是因为茶叶中的成分，包括：儿茶素类及其氧化缩合物、黄酮醇类、咖啡因、杂链多醣类、维生素C、维生素E、胡萝卜素、皂素、锌、硒、锰等多种。至于人们常说的“茶叶提取物（萃取物）”只是综合说法，只要是从茶叶内提取的混合物或者单体，都可以叫茶叶提取物（萃取物），如茶多酚是绿茶提取物（萃取物）的一类成分，约占干茶的25%～35%。茶多酚包括儿茶素类、酚酸与缩酚酸类、黄酮醇类和花色素类，而这4类物质中，儿茶素含量最高，占茶多酚总量的60%～80%。

茶叶的成分及对人体的好处

茶叶的成分	对人体的好处
儿茶素类及其氧化缩合物	抗氧化、抗突然变异、防癌、降低胆固醇、降低血液中低密度脂蛋白、抑制血压上升、抑制血糖上升、抑制血小板凝集、抗菌、抗食物过敏、肠内微生物相互改善、消臭。
黄酮醇类	强化微血管、抗氧化、降血压、消臭。
咖啡因	中枢神经兴奋、提神、强心、利尿、抗喘息、代谢亢进。
杂链多醣类	抑制血糖上升（抗糖尿）。
维生素 C	抗氧化、保护细胞、促进伤口愈合、抵抗坏血病、促进胶原蛋白合成。
维生素 E	抗氧化、防癌、促进血液循环、预防中风。
胡萝卜素	抗氧化、防癌、增强免疫力。
皂素	防癌、抗炎症。
锌	防止味觉异常、防止皮肤炎、防止免疫力低下。
硒	抗氧化、防癌、防止心肌障碍。
锰	抗氧化、酵素的辅因子、增强免疫力。

茶多酚因具有某些医疗保健功能，因此，是茶中最重要且被研究最多的一类化合物，儿茶素则是茶多酚中最主要的成分，也是影响茶口感的重要因素。儿茶素的浓度愈高，茶的苦涩味愈重，而绿茶的儿茶素含量最高，其次是乌龙茶、包种茶，至于红茶因全发酵的关系，几乎已经没有儿茶素的成分了。

儿茶素有抗氧化、消除自由基作用

人体会因新陈代谢产生许多不同的活性氧分子、自由基，这些物质会不断地攻击人体细胞，降低细胞的防御力，使细胞受到氧化性伤害，甚至破坏蛋白质，导致正常细胞死亡，这也是人的疾病来源之一。而许多研究指出，儿茶素的化学结构因含有氢氧基，可以阻止自由基对人体的破坏。氢氧基含量愈高，其效果也愈好，所以儿茶素被认为有抗氧化、消除自由基、预防蛀牙、抗菌、除臭、抗肿瘤、减肥、抑制血糖上升等作用。

儿茶素对人体的功效

功效	实证说明
油脂抗氧化剂	功效优于维生素 E 及人工合成的 BHA、BHT。
自由基清除剂	可保护细胞膜，减缓人体老化、抗衰老。
色素保护剂	防止天然食品着色剂的降解褪色，效果比维生素 C 高。
天然除臭剂	日本人用儿茶素对猪、鸡及人体实验，服用儿茶素两周后，粪便臭味显著减轻。
抗菌、抗病毒及改变人体肠内微生物分布	中国大陆及前苏联有以茶汁治疗痢疾的记录，日本则有以儿茶素提炼物治疗阴部皮肤黏膜之皮肤病的记录。
防止感冒	经实验证实，茶中的多酚类对流行性感冒病毒（Influenza virus）有极强的不活化作用，建议流行感冒期间要多喝茶。
防龋齿	临床证明儿茶素类可减少菌斑及牙周指数。
抑制血压上升	根据人体实验，每天摄取 500 毫克儿茶素类，3 个月后对比其饮食前后之血压，发现舒张压与收缩压均明显降低。

茶叶含有这么多有效成分，常喝茶当然有说不完的好处，包括可以预防蛀牙、高血压、心血管疾病、糖尿病，利尿、防结石、杀菌抗毒、抗癌、抗衰老、抗辐射、提神醒脑、助消

化、防治呼吸道疾病、保护眼睛、降低血糖与血脂、减肥、美容等。尤其是绿茶，除了有上述功效之外，其丰富的儿茶素，更有助养颜美容，且绿茶中的两种化合物——益多酚（EGCG）和去G益多酚（ECG），经实验证实可阻碍破坏软骨的酵素的生成，有助预防骨关节炎；红茶虽因发酵完全，功效不如绿茶，但同样具有杀菌效果，能抑制香烟中的尼古丁毒素，也能利尿、降血脂、预防心血管疾病。

冷泡茶好还是热泡茶好?

至于冷泡茶还是热泡茶好？两者各有其优缺点。热泡茶因为冲泡的水温高而会使茶叶中的抗氧化物流失一些；冷泡茶虽没有这项缺点，但也因冲泡的水温低，短时间无法渗透至叶片的深部。要想汲取更多的茶叶元素，必须加长冲泡时间。另外冷泡茶有农药残留的问题，因此，一定要选有机茶叶。特别要注意的是，热泡茶的第一泡主要在清除茶叶的表面，通常倒掉不喝。潘主任建议，冷泡茶的第一泡也可以用热水去除茶叶的杂质，之后再低温冷泡。

不少人习惯喝茶，进而以茶取代水。其实，除了喝茶以外，还是要另外补充水分。人一天需要摄取2 000 c. c. 的水分，如果喝茶喝到2 000 c. c. 就过量了，每天应以不超过1 000 c. c. 为宜，否则容易导致体内的铁质流失，也会影响甲状腺荷尔蒙的合成和作用。

茶叶可预防的疾病及功效

功效	说明
防蛀牙	茶中含氟量高，可以增强牙齿对酸性物质的抵抗力，达到预防蛀牙的效果。
预防高血压	茶叶富含钾，可促进血钠的排除。血钠过高是导致中、老年人高血压的原因之一，故喝茶具有防高血压的功效。
预防心血管疾病	茶叶可以降低血中胆固醇、防止脂肪在肝脏中积聚及增强血管弹性，具有预防心血管疾病的功效。
预防糖尿病	茶叶中有一种水溶性杂链多醣化合物，可使血糖值、尿糖值明显下降。
预防结石	茶叶是相当不错的利尿剂，能强化肾脏功能，将肾脏内的毒素尽快排泄掉，并可防尿路结石。
杀菌抗毒	茶叶可以抑制金黄色葡萄球菌、肉毒杆菌等细菌的孳长。茶叶对引起人类皮肤病的真菌也有很强的抑制作用。此外，茶叶含有一种特别的成分——益多酚（EGCG），对艾滋病的病毒有强效抑制作用，目前正在进一步研究中。同时，茶叶中的维生素可抑制尼古丁毒素，常抽烟的人不妨多喝茶。
抗癌	茶叶中的茶多酚可抑制组织细胞突变，并且使肿瘤细胞的DNA生物合成发生障碍，及抑制致癌物被人体吸收的机会。
抗衰老	人体的脂质过氧化，会使细胞膜损伤，导致细胞衰老、死亡；茶叶中的茶多酚具抗氧化作用，而且茶叶的维生素C、E含量丰富，可以活化细胞，促进新陈代谢，对预防老化有不错效果。
提神醒脑、助消化	茶叶中的咖啡因，具兴奋中枢神经的作用，有提神醒脑、消除疲劳之效；且咖啡因能刺激胃液分泌，有助于消化。
防治呼吸道疾病	茶叶具气管扩张作用，有助气管中的痰顺利咳出。
抗辐射	茶叶中的茶多酚、脂多醣及维生素C，能吸收放射线——锶90，将其排出体外。
保护眼睛	茶叶中的维生素A及C，能防治夜盲症、白内障、角膜炎及改善视力不良。

（续表）

功效	说明
减肥、美容	茶叶中的茶多酚能溶解脂肪，维生素 C 则可以养颜美容，多喝茶可达到减肥、美容的效果。

1. 空腹喝茶会刺激胃液分泌（特别是绿茶），造成胃酸，可能导致胃及十二指肠不舒服甚至疼痛。

2. 不适合喝茶的人：如孕妇，喝茶可能会影响胎儿，且加重心、肾负担；失眠、神经衰弱，或是正在服用镇静剂的人；过敏或虚寒体质者；较浓的茶里含有大量单宁酸，容易引起肠胃收缩，也不适合患有腹泻的老年人、心脏或肾脏功能低下者。

3. 千万不要以茶配药，茶叶中所含的茶碱与咖啡因会抑制药物的吸收及代谢，习惯喝茶者应该在喝茶后一小时再吃药，或吃了药之后间隔一小时再喝茶。

4. 喝茶虽可帮助减肥，但大吃大喝后再喝茶解油腻并不能减肥。应在正常饮食的情况下，饭后一杯茶，再散步半小时，才能达到减肥的效果。

第 13 课　咖啡健康喝

许多人每天得靠咖啡提神，一天不喝咖啡，整天浑浑噩噩。但有人一喝咖啡就浑身不舒服，也有人喝咖啡愈喝愈累；究竟哪些人不适合喝咖啡？喝咖啡又有什么禁忌呢？

咖啡广受欢迎，但人们对它的评价却大相径庭。对人体有什么益处或坏处，世界各国都仍在努力研究。有的研究显示，适度摄取咖啡有助于预防老年痴呆症，但也有研究显示，咖啡和骨质疏松症有很大的关系，如果一天喝超过四五杯的咖啡，还可能引起胰脏的病变。在谈该不该控制咖啡因的量之前，先来看看咖啡因到底是什么？你喝进肚子里的咖啡，又含有哪些成分？

咖啡成分	特征
咖啡因	1. 属植物黄质和可可碱，与茶碱相似。 2. 刺激大脑皮层及血管扩张。 3. 促进肾脏机能，利尿。 4. 刺激胃部蠕动，胃病患者不可饮用过度。
单宁酸	1. 淡黄色粉末。 2. 煮沸后会产生焦棓酸。
脂肪	1. 咖啡内含的脂肪成分很多。 2. 主要有酸性脂肪及挥发性脂肪。
蛋白质	1. 卡路里的来源。 2. 烘焙后会碳化。
糖分	1. 烘焙后会转化成焦糖。 2. 焦糖会和单宁酸结合形成稍苦甜味。
矿物质	1. 占咖啡成分比率极低。 2. 对咖啡质量及风味影响不大。
粗纤维	1. 烘焙后会碳化。 2. 碳化和焦糖化相互结合成咖啡色调。

提振精神的元素——咖啡因

咖啡当中最重要的成分——咖啡因，属于黄嘌呤类的化学物质，是一种生物碱的化合物，也是一种中枢神经系统的刺激物，特别是对脑细胞，可以让人情绪激昂，警觉性提高，增加心跳的速度，血压上升，中枢神经产生亢奋感，所以可以提振精神。中剂量的咖啡因能增加肌张力，刺激胃酸及消化酵素分泌，使气管扩张、利尿，甚至可以治疗偏头痛，因为偏头痛是血管扩张造成的胀痛，中剂量的咖啡因可以收缩脑部的血管，起到舒缓头痛的作用。咖啡因的缺点是会降低运动协调力、无法睡眠、头痛、紧张与晕眩。而且若剂量过大，恐因心跳过快而产生心悸甚至心律不齐，进而导致休克。

因此，不适宜喝咖啡的人群包括儿童、孕妇及正处于哺乳期的妇女、老年人，腹泻、胃酸过多、胃及十二指肠溃疡、酒后、容易失眠、正服用镇静剂者、喝咖啡会心悸者，或是停经后的妇女，还有应限制钾摄取量的肾脏病患、甲状腺疾病患者。

即使不属于上述这些人群的朋友，专家也建议大家每天摄取的咖啡因最好控制在300毫克以下。由于杯子有大有小，所谓“一杯”咖啡的量很难定义；咖啡是否过量，应该视咖啡因的含量而定。根据这样的标准，如果一杯咖啡当中只有100毫克的咖啡因，一天可以喝三杯；如果一杯里面就有300毫克咖啡因，一天就只能喝一杯。

喝咖啡要适时适量

很多人靠咖啡提神，但有研究指出，咖啡因喝得越多，反而可能越想睡觉。潘主任指出，人类的神经系统会进行“双向调控”，当一个人想睡觉时，表示应该休息了，此时如果摄取了咖啡因，会刺激神经系统往上调控，但在神经系统感觉兴奋之后，它会有个压力，以为平常应该要再往下调一些。等到咖啡因效果一过，神经系统就会比以前更低，所以会更累更想睡。

当神经系统开始往下调控时，咖啡自然越喝越多，于是就“酗咖啡成瘾”，不喝的时候会非常难过，这和酒精成瘾是一样的道理，而一天 300 毫克是被认为不致成瘾的量。如果一天摄取的咖啡因达到 1 500 毫克，可能会产生中毒现象，例如心悸、手抖、焦虑、失眠等；要是达到 10 000 毫克，恐怕会导致死亡。虽然仅喝咖啡很难达到 10 000 毫克的量，但若服用含中剂量咖啡因的药丸来解决头痛问题，一不小心吞太多，再加上已喝的咖啡，相当危险，因此咖啡族群不能不提高警惕。

咖啡要喝得健康，就要参考欧盟和卫生部门提供的“健康五心法”，适可而止，千万不要让咖啡成了健康的杀手。

1. 每天应该喝多少？欧盟食品科学委员会建议：每人每日咖啡因摄取量在300毫克以下，对健康不致造成影响。

2. 罐装咖啡一罐的咖啡因含量几乎都在150~200毫克之间，所以一天不要超过两罐。至于一般大杯的美式咖啡，或是一杯浓缩咖啡，咖啡因大约在80~100毫克左右，一天最多喝三杯。

3. 什么时候不要喝？空腹不要喝，在喝咖啡以前最好先吃一点东西，吃完饭后不要立刻喝咖啡，否则会破坏营养素的吸收。吃过度油腻和辛辣食物后，更不宜喝咖啡，避免双重刺激。

4. 对咖啡因感受性较强者：晚饭后或睡前都不要喝，免得引起交感神经亢奋，造成失眠。

5. 喝咖啡不能解酒：咖啡因不能抵消酒精的影响，也就是说，咖啡无法让喝醉的人清醒一点，也不能使人更适合开车。

第14课　吃冰真能消暑解渴?

炎炎夏日，想要清凉消暑，第一个想到的就是吃碗冰吧。但有人说“冰越吃越渴”，这是怎么回事？而且冰品热量都很高，如何既能满足夏日的口腹之欲，又不怕肥肉上身？

关于“吃冰”这件事，一般人会有五大疑问。第一个疑问是:“吃冰能够消暑解渴吗?”答案是不会。为什么吃冰会让人有清凉感？因为一大碗冰品进入胃部之后，会瞬间将胃的温度从37℃降到11℃，当胃部温度降到11℃以后，它的很多反应就停止了，无法运作，于是胃就向中枢系统求救，把周边的血液往胃部送；当血液向胃部集中时，身体就不怎么流汗了，人就会有一种消暑的错觉。

然而，人是恒温（36℃～37℃）动物，脑中枢有温度调节机制，人体为保持恒温以保护身体，会升高产热系统的运作，让血液循环增快，以提高温度。原本体内脏腑已经高于36℃、37℃，胃部收到增温的生理保护讯息，反而会让人越吃越热、越吃越渴。如果身体的循环功能够好，血液救完胃部之后会再流出来散热，但如果循环不够好，内脏的火没办法出去，肠胃的火却被降下去了，此时就会出现中医所说“虚火上升”的问题。对于急速抽取血液去救胃部的心脏而言，也会有一定程度的伤害。

感冒吃冰会变严重吗?

第二个疑问：“感冒吃冰会越吃越严重吗?”其实不会。生病会不会越来越严重，和病毒及自身免疫系统有关。吃冰品会让感冒感觉变严重，是因为感冒通常会生痰，吃了冰品之后痰会更多，痰越多，咳嗽就越厉害。咳嗽是因为呼吸道受到刺激了，不代表症状变严重了，因为即使是没有感冒的人，冰品吃得太猛也会咳嗽。

第三个疑问：“发烧时不能吃冰吗?”这是对的。人体发烧的初期会觉得冷，就是因为当时我们的大脑认为超过 38℃的体温才是“正常”的，所以会命令身体加强代谢活动以增加热量。这个时候如果吃冰，等于违背体温调节中枢的命令，会让身体觉得更冷、让代谢活动的负担更加沉重。因此，发烧的时候并不适合吃冰。

第四个疑问：“吃冰会越吃越胖吗?”不一定。导致肥胖的关键不是冰本身，而是加在冰品当中的糖及配料的热量。如果吃加了很多糖的冰，或是吃了非常多配料的冰，当然会变胖，但偶尔适量吃一点低脂低糖的冰，不一定会变胖。

第五个疑问：“冰品是吃火锅的最佳‘搭档’吗?”绝对不是。因为吃了火锅之后会发汗，这时如果吃了冰淇淋或是其他的冰品，对代谢系统很不好。前面说到，瞬间吃了一大碗冰之后胃部温度会从37℃降到11℃，另外一个研究则发现，胃部降温后需要30分钟才能再回升到37℃，也就是说，吃进胃里的东西，在这30分钟之内是完全没有办法消化的，肠胃不好的人这时候就会开始吐酸水、胃胀气，打嗝。

吃冰会造成身体哪些伤害?

1. 呼吸道收缩：冰品会使体温下降，引起交感神经亢奋，造成呼吸道收缩，引发咳嗽。

2. 中暑：人体会通过排汗来散热，吃冰后虽然会使体内局部部位感觉凉爽，却让身体误以为全身的热都散了，随即停止排汗工作，从而因散热不及造成中暑。

3. 头痛：吃冰太急容易出现头痛症状，疼痛部位会从脸颊沿着太阳穴偏后的方向发展。

4. 损伤心脏：心脏是最需要散热的器官，吃冰会中断心脏的散热，容易造成心肌受损。

5. 脾虚：由于吃冰会造成胃损伤，脾脏必须对其进行修复工作，这样就增加了脾脏负荷，造成脾虚。

6. 虚火：中医认为冰是热性食物，吃冰不能消暑退火，因为为回补下降的体温，身体反而需要产热，造成虚火现象。

7. 牙痛：龋齿、牙质过敏患者吃冰品会诱发牙痛。

吃冰的时候，也要特别注意一些食品卫生问题。尤其是细菌感染，最常见的是大肠杆菌。虽然大肠杆菌造成的腹泻状况并不比其他致病性很高的细菌严重，但冰品中若出现大肠杆菌，表示可能被手或粪便污染，因此是卫生部门检验的重要指针。

吃冰也要记住健康准则

事实上，细菌感染问题还不是最主要的问题，卫生部门检测出来的细菌感染率是5.3%，即一百个样品中只有五个样品发现存在细菌感染，但这100种样品里却有将近20个品种有色素过量的问题。已有不少研究指出，色素和孩童的多动症有关。更可怕的是防腐剂过量，商家为了解决细菌问题，会放很多防腐剂。细菌感染可能隔天就拉肚子，但防腐剂要几十年后才会出事，到时候早已找不到祸首了。另外，冰品来源也要注意，不肖商家会拿冷藏用的冰块来制作冰品，卫生堪虞。

除了注意卫生之外，若能谨记下面这些准则，冰也可以吃得健康：将冰先含在口中再吞下，慢慢吃，不要一下吃太大口或吃太快。吃刨冰的时候，糖水不要加太多，也不要把融化的糖水全喝掉。选择低热量冰品，如果觉得甜度不够，可加一些柠檬增加口感；如果要加奶制品，以脱脂和低脂为宜。尽量以冰水果、冰汤品取代冰，吃冰的次数最好一星期不超过两次。

潘教授小叮咛

想要清凉消暑，吃冰不是唯一的选择。例如台湾东部盛产的洛神花，具有健胃整肠、降血脂、消胀气、促进新陈代谢的功效，有益女性泌尿道健康，并且富含维生素C。把洛神花和山楂放在一起，水沸腾后煮三五分钟，就是很好的夏日饮品，如果再加上陈皮、甘草，还会有自然的甘甜味，这些材料建议尽量到中药店购买。此外，用柠檬香茅、甜菊、玫瑰、凉薄荷等冲泡的花草茶，可退火、安神，很适合夏天饮用，但要注意是否是天然栽培的，避免色素添加等问题。

第 15 课　吃水果要看属性、体质、时机

炎炎夏日大家都吃不下饭，这时候来份水果补充维生素 C，健康美味还能增加食欲，尤其我国台湾是水果王国，水果种类繁多，香甜多汁。但也有人因为吃错水果而就医。吃水果也要看体质吗？该如何选择适合自己的水果呢？

人有不同的体质，水果也有不同的性质。体质寒的人，手脚较冰冷，脸色较苍白，喜欢喝热饮，很少口渴，即使炎炎夏日也不太爱吹冷气；体质热的人相反，脸色偏红，容易口干舌燥，喜欢喝冷饮，进入冷气房就觉得舒适。水果则分为三性：温热、寒凉、平性。一般而言，升糖指数（GI 值）较高的水果，都偏温热属性，因为升糖指数高易使血糖快速上升，会刺激身体产生发炎的反应，身体发炎就会燥热。

吃水果应该要看体质，根据不同的体质选择合适的种类和数量。热体质的人若吃了太多温热性质的水果，无异“热上加热”。例如：夏日很受欢迎的荔枝，就是温热水果中热性较强的，热体质的人如果一下子吃了太多荔枝，马上就会觉得喉咙

有一点发炎，嘴巴会有一点干燥，严重的甚至会嘴破流鼻血。另外，像健康同学会的来宾江中博，一次吃了太多荔枝，结果造成痔疮大发作，疼痛难当，所以必须有所节制。而西瓜性寒凉，寒性体质的人也不宜多吃，容易腹泻，古代人甚至有过午不食西瓜的禁忌。

吃水果也要看时机

除了配合体质，吃水果也讲究“时机”。例如：入夜天冷了，就不应该多吃凉性的水果，因为这时候吃凉性的水果，如果本身体质不够燥热，凉上加凉，很容易拉肚子。

另外还有饭前、饭后吃的问题。饭前不宜吃荔枝等果糖含量高的水果，因为空腹时血糖偏低，此时吸收大量的果糖进来，血液中的果糖含量会很高。但人体只能使用葡萄糖，肝脏要负责利用代谢酵素将这些果糖转换成葡萄糖，偏偏转换速度又没有这么快，于是就造成细胞膜内外的渗透压改变，在高渗透压的情况下，会形成“荔枝症”，让人头痛、呕吐、头昏。

肠胃道不好的人，如果饭前吃非常多强酸的水果，如李子、杨梅、柠檬、橘子，胃一定会不舒服。而菠萝含有蛋白酵素，肠胃不好的人饭前吃也会胃痛。但菠萝就很适合饭后吃，可以帮助消化，饭后吃山楂也有相同的功效。

很多人夏天爱吃西瓜消暑，但西瓜在晚餐后或睡前都不宜多吃，因为不仅会造成尿频，还可能造成腹泻。除非是刚好有轻微便秘、体质偏热的人，睡前吃一盘西瓜，隔天排便反而会很顺畅。午饭过后吃西瓜没什么问题，但最好饭后过半小时再吃，因为饭后马上吃，瓜类会在胃里面发酵，反而会呕酸水。

早上要选温热的水果食用

那么，早上能吃什么水果呢？潘主任说，早上刚起床，阳气尚未上升，应尽量选择平性或温热的水果，而“一日之计在于晨”，早餐需要热量来应付工作所需，所以要选择热量较高的水果。牛油果就是热量高，又属于平性温热的一种水果，非常适合早餐食用。谢宜芳营养师则认为，苹果有清肠胃的作用，也很适合早餐时候吃。

五大夏日水果食用注意事项

荔枝	每次食用最好以 300 克（约 10 ~ 15 颗）为最高上限，吃太多容易上火，造成食欲不振。
香蕉	畏寒体弱者、糖尿病者应少食香蕉。腹泻、胃酸过多、急慢性肾炎、肾功能不全患者不宜食用香蕉。
西瓜	为冷凉水果，能预防中暑。但西瓜中的钾利尿作用强，晚餐后或睡前建议少吃，以免夜里尿频。
菠萝	食用过量易刺激口腔黏膜及降低味觉。对菠萝蛋白酶过敏者，食用菠萝会出现皮肤发痒等症状，若食用后出现过敏症状如头晕、呕吐、腹泻、全身发痒等现象，应速就医。
芒果	芒果皮有组织胺成分，容易引起过敏，属于“发物”，有感染性疾病、皮肤病、发炎症状的人，吃“发物”就会诱发疾病，或者使病情加重。

各种病症忌口的水果

糖尿病病人不能吃太甜的东西，如果要吃很甜的水果，一定要在两餐的中间吃，以免血糖上升太多，造成身体负担。三酸甘油酯过高的人绝对不能吃太甜的水果，有脂肪肝的人最好也选择吃不那么甜的水果。

至于肾脏衰竭或需要洗肾的病人，要避免吃钾含量高的水果，例如香蕉和柚子，因为他的肾脏无法有效排除钾离子。杨桃也不适合肾脏病患，原因是杨桃含有一种神经毒素，正常人的肾脏可以排除，但肾衰竭的人排不掉。另外，如果因为心脏疾病而有下肢水肿问题，就不要吃太多水分丰富的水果。

现代人为求方便，往往以果汁代替水果，但水果在打成果汁的过程中，植化素会随着时间逐渐氧化，所以要喝新鲜现打的果汁，30 分钟内一定要喝完。而市售果汁的热量通常很高，潘主任提醒大家，千万不要想光靠喝果汁减肥，这样只会愈减愈肥。只要慎选时机、配合体质，还是吃新鲜的水果最好。

高纤低糖的优质水果

在 2010 年台北医学大学，曾对台湾地区 18 种常见水果做过研究测试。先为 19 岁到 25 岁健康受试者检测空腹血糖，然后请他们在 15 分钟内吃完水果，并在食用后 0.5 ~2 小时期间，每 30 分钟测一次血糖，以此来计算 GI 值（升糖指数）、检测水果糖度、分析膳食纤维。

研究发现，在低 GI、低糖度与高膳食纤维为优质指标的水果中，圣女果的表现最好，梨、苹果、番石榴、木瓜也不错，至于葡萄、龙眼等，糖尿病患者浅尝即可。

台湾肥胖医学会常务理事萧敦仁医师说，“低 GI 高纤的水果不会让血糖快速上升，想减肥者，可多吃苹果、西红柿、番石榴。”台北医学大学保健营养系教授刘珍芳也提醒，空腹要避免吃太甜、太酸的水果，如菠萝、葡萄柚等，以免刺激胃酸分泌；番石榴、木瓜、苹果较为温和，能在空腹时食用。

国内 18 种常见水果 GI 值、糖度与膳食纤维调查

	GI 值	糖度	膳食纤维
低	圣女果	圣女果	龙眼
	梨	莲雾	葡萄
	富士苹果	富士苹果	香蕉
	木瓜	木瓜	芒果
	番石榴	橘子	荔枝
	香蕉	橙子	文旦
	橙子	芒果	橘子
	菠萝	西瓜	富士苹果
	橘子	文旦	莲雾
	黄金奇异果	番石榴	菠萝
	荔枝	梨	黄金奇异果
	绿奇异果	菠萝	木瓜
	莲雾	龙眼	梨

（续表）

	GI 值	糖度	膳食纤维
	芒果	绿奇异果	西瓜
	龙眼	荔枝	橙子
	文旦	黄金奇异果	绿奇异果
高	西瓜	香蕉	圣女果
	葡萄	葡萄	番石榴

1. 糖度是水果汁液中糖分的浓度，与 GI 值正相关；水果的 GI 值与糖度应愈低愈好，膳食纤维则愈高愈好。
2. 表列由上而下，依序代表 GI 值、糖度、膳食纤维从低到高的情形。
资料来源：台北医学大学保健营养系。

保存水果四大守则

第一：不要放入冰箱，否则会冻伤：香蕉、杨桃、枇杷等。
第二：可以放入冰箱，但一定要先催熟（即未熟果不可放入冰箱）：牛油果、榴莲、芒果、释迦、百香果、奇异果、柿子、木瓜、西红柿等。
第三：必须放入冰箱才能久存：桃、李子、荔枝、龙眼、樱桃、番石榴、莲雾、梨、草莓、火龙果、柚子等。
第四类：常温保存或冰箱冷藏均可：金桔、柠檬、菠萝、葡萄、柳橙、苹果、西瓜、橘子、椰子、葡萄柚、甘蔗等。

1. 太熟的香蕉容易让血糖上升，但比较深色的香蕉含有一种阻抗性的淀粉类，反而比较不容易消化吸收，所以怕胖的人要吃香蕉，可以选颜色比较青的，但若是要缓解便秘，就要吃比较熟的香蕉。

2. 有些人担心吃多了芒果，皮肤会变黑变黄，其实芒果当中的黄色素叫类胡萝卜素，只要一段时间不吃就可以排掉，而且这种黄色素对身体是很好的抗氧化物质，它所含的β胡萝卜素，能够作用在我们的上皮细胞，转变成维生素A，让上皮细胞比较完整，还可以明目。吃鱼肝油胶囊过量可能会发生维生素A中毒，吃芒果就不会；如果要明目，补充维生素A或补充鱼肝油，倒不如吃芒果。

第 16 课　金枪鱼罐头与金枪鱼三明治卫生安全吗?

金枪鱼三明治是许多人常吃的早餐，面包中夹的金枪鱼肉都来自金枪鱼罐头。食用这些罐头金枪鱼安全吗？金枪鱼是否遭受严重的重金属污染？罐头制造过程中，有没有添加过多的防腐剂？

罐头保存期限很长，又是加工制品，大家都担心当中加了不少防腐剂。其实，符合卫生标准的罐头一般不添加任何防腐剂，而是经过高温杀菌之后，呈现真空状态，然后再封罐。加热可以抑制食物中的一些酵素，并将罐中的氧气赶出去。罐头之所以能够长期保存，不是因为防腐剂，而是因为真空的关系。

罐头食品这样吃最健康

罐头既然是靠真空保存，所以一旦开罐之后，就应该当场吃完，如果有剩余，一定要马上封存放入冰箱，但也不要放置超过一天，而且最好改放在陶瓷制成的容器里。

只要好好保存，并懂得“察颜观色”，罐头食品也能安全无虞。罐头最忌碰撞变形，也怕高温，因此不要放在阳光直射或温度过高的地方。在开罐的时候，应该先看看有没有发出异味或出现不正常的变色、遭污染或含有异物；如果金属罐子边缘被腐蚀或变黑，或者打开时突然出现气泡，表示可能有细菌滋生。最重要的是，未开封的罐头若有“膨罐”现象，表示封口不严密，罐头里的东西变质了，千万不要食用。

如果罐头食品制造日期已是半年前，还可以买吗？吴理事长表示，每种东西都有一个熟成期，放在罐头里的食品，经过半年的熟成后，正是风味最好的时候。罐头和咖喱一样，放得时间越久风味越好，制造后半年到一年半是最好的时期。而且现在所有的罐头都是金属合金的，还加上金属涂漆，已经没有铅含量的问题，不用担心放置超过半年，罐头会释出铅。

小心深海鱼有重金属污染

大型的深海金枪鱼因位处食物链尖端，会吃很多深海中的生物，因此有较多的重金属残留。但现在用来制造金枪鱼罐头的金枪鱼，大都是3到7公斤的小型鱼，重金属污染问题相对较少。而且并不是所有的大型金枪鱼都一定存在重金属超量的问题，仍然需要经过检测，一般大概一年会检测两次，铅和汞一点都不能有。海域大小也影响金枪鱼重金属污染的严重性，大西洋海域小，又有七大工业国环绕，大型鱼的重金属污染程度当然比较严重。

除了重金属残留之外，市售鱼罐头经常有钠含量过高的问题。消基会曾公布一项抽检结果，发现市售鱼罐头里，20%以上钠含量超标。我们建议每人每天摄取2 400毫克的钠，如果摄取太多，很容易造成心脏、血管和肾脏的问题。

鱼类的营养素丰富且价值高

新鲜金枪鱼和罐装金枪鱼都很受欢迎，因为金枪鱼所含的营养素很多，如蛋白质、DHA、EPA、维生素A、维生素B群、维生素E、钾和镁，可以活化脑细胞，提高免疫力，还能防止动脉硬化抗衰老。

同样是吃金枪鱼，新鲜的鱼和罐头鱼有什么差异？由于罐头金枪鱼必须经过高温处理，在118℃的高温之下，维生素B群会比新鲜金枪鱼少一半；但也因为高温处理，鱼骨头比较软，因此在吃罐头鱼时，钙质的吸收反而比吃新鲜的鱼来得高。

吃鱼的五大疑问

吃鱼对人体益处很多，但一般人对于吃鱼也存在着不少错误观念。以下就是吃鱼常见的五大疑问：

Q1：多吃深海鱼，才能摄取到丰富的OMEGA3如DHA和EPA？

答：错。DHA和EPA等营养素还有其他来源，例如亚麻仁油和坚果，并非只有深海鱼才有。

Q2：吃淡水鱼比海水鱼安全，因为它没有重金属污染？

答：错。淡水鱼仍可能受到间接污染。

Q3：吃鱼怕重金属污染，干脆吃鱼油胶囊补充OMEGA3？

答：错。鱼油也有重金属问题。另外，包裹鱼油的明胶来自猪皮或牛皮，当中可能含有抗生素，而且还不在检验之列。

Q4：保护视力应多吃鱼眼睛更胜于鱼肉？

答：错。鱼肉也含有维生素A等营养成分，并不亚于鱼眼睛。

Q5：痛风的人不宜吃鱼？

答：错。痛风的人只不宜吃内脏，例如鱼卵、鱼肝或鱼皮，因为这些含有较高的普林。

虽然存在一些被污染的可能性，但鱼类仍然是非常重要的营养来源，建议不要单吃某一种鱼，多元选择与适量，才能让吃鱼利多于弊。接下来教大家几个选鱼的小技巧：

1. 观鱼形：污染重的鱼，形态异常，有的头大尾小，脊椎弯曲甚至出现畸形，还有的表皮发黄、尾部发青。

2. 看鱼眼：不新鲜的鱼眼球不凸出，眼角膜起皱或眼内有淤血。

3. 嗅鱼鳃：新鲜的鱼鳃呈鲜红色，黏液透明，具有海水鱼的咸腥味或淡水鱼的土腥味；不新鲜鱼的鳃色变暗，呈灰红或灰紫色，黏液腥臭。

4. 鱼体：不新鲜鱼表面的黏液多不透明，鳞片光泽度差易脱落。

5. 掐鱼肉：不新鲜的鱼肉稍呈松散，指压后凹陷消失慢，有腥臭味。

6. 看鱼腹：新鲜鱼的腹部不膨胀，肛孔呈白色、凹陷；不新鲜的鱼肛孔稍突出。

最后，鱼在烹煮之前，至少要用清水浸泡一个小时左右。不要长时间存放，冲洗的时候鱼鳃部分一定要去掉、洗净。

第 17 课　你吃的调味料健康吗？

为了健康着想，大家几乎都知道做菜时最好不要加味精，于是市面上出现许多宣称可取代传统味精的调味料，这些真的可以安心使用吗？酱油的种类这么多，好酱油该怎么挑？如何分辨化学合成的假酱油？

主妇开门七件事，柴米油盐酱醋茶，当中就有四件是调味料，可见调味料在日常生活中扮演多么重要的角色。适当使用调味料可为食物增添美味，但使用过量，也可能成为健康的隐形杀手，以下就是一般调味料可能隐藏的五大不健康之处：

1. 高热量：调味料都有热量存在，长期吃下肚不知不觉会发胖。越浓稠的调味料，勾芡的淀粉含量越高，热量也越多。

2. 含钠超标：调味料含钠量多超标，过量亦造成肾脏负担。

3. 含防腐剂：调味料多添加防腐剂，以抑制微生物的生长，延长保存期限。防腐剂多使用在酱油、西红柿酱、辣椒酱及其他调味酱里。

4. 过多人工添加剂：鲜味、香味多以人工化学甘味料加工而成，不是纯正的原物料。就算是天然食物构成的，但如何提炼，是否还有其他添加剂也不得而知。

5. 味觉变迟钝：市面上调味料添加物种类繁多，过度依赖会导致味觉迟钝、口味变重，不当摄取会影响健康。

小心摄取过多的钠

钠是人体最基本的电解质，有维持血压的功能，钠在血液当中的浓度正常，人才能够活动，手脚才有力气，心脏才能跳动，神经才能传导；体内钠含量不足最常见的情况就是拉肚子，严重的时候，电解质失衡，全身会软弱无力；一天的钠摄取量如果在500毫克以下，身体一定会出问题。但是钠太多也不好，对肾脏会造成负担，一天最好不要超过2 400毫克。

一般人讲到钠就想到盐。盐固然是我们摄取钠的主要来源，却不是唯一的来源，许多蔬菜水果都含有钠，包括酱油等调味料，只是含量高低的问题。6克的盐就有2 400毫克的钠，换句话说，每人每天若食用6克的盐，不过一小勺，就达到钠摄取量的最高标准了，这还没把其他食物的钠含量计算进去。很多人冬天爱吃麻辣锅，一顿吃下来，钠一定超标。

盐是氯化钠和氯化钾的混合物，市面上有一种低钠盐，是为不能吃太多钠的高血压病患所设计，它的氯化钾比例比氯化钠要高。虽然和一般盐相比较，它的钠含量是比较低，但每5克的低钠盐当中，仍有917毫克的钠含量，比鲜鸡精、鸡汤块、味精、蚝油、酱油都高。这是因为低钠盐还是盐，它的水分几乎是零，而其他调味料含有较多水分或其他成分，同样5克里，钠的比例当然比较低。但做菜时各种调味料添加的分量不同，例如酱油可能会加一大匙，食盐绝对不可能加一样多，因此并不能完全等量齐观。

两岁内孩童避免食用味精

中国菜都喜欢放味精，有些外国人只要到中国餐厅吃饭，就会有“中国餐厅症候群”，有点像喝了酒，会呼吸急促、冒冷汗、恶心、头痛、晕眩，脖子酸酸刺刺的很难受，这就是吃进过多味精的关系。味精到底是什么？它主要成分是“麸氨酸钠”，乃一种兴奋性氨基酸，在脑袋里面扮演一个神经传递物质的角色。而我们的血管和脑袋中间有一层关卡，叫做脑血障壁，当大量的麸氨酸要进来时，脑血障壁会挡住它，以免让大脑过度兴奋而导致讯号紊乱。

麸氨酸是人体很需要的一种物质，但浓度不能那么高。今天如果单吃一块肉，会得到平均二十种不同的氨基酸，身体不会有问题；如果只吃味精，只有麸氨酸大量进入体内，血中的浓度升得很高，脑血障壁封不住它，就会渗进大脑。两岁以内的婴儿，严禁食用味精，因为他们的脑血障壁还没有发展完整，如果麸氨酸钠大量冲入，会造成很严重的神经性症状。

至于鸡精或鸡粉，是以40%的味精为基础加入一些助鲜剂，另外再加上盐、糖、鸡肉粉、辛香料等。虽然鸡粉里面也有麸氨酸，但它的比例是二十分之一甚至三十分之一。所以重点仍然在浓度上面，即使是鸡精或鸡粉，如果食用的量太大，仍然对健康有害。

酱油的种类

酱油是中式料理非常重要的调味品，蒸煮炒卤都少不了它。它的种类繁多，包括放置时间较长的陈年酱油、纯酿酱油、比例较高的酱油露、含有糯米的酱油膏、盐分仅一般酱油一半的淡味（少盐）酱油、不含食盐且未经发酵的无盐酱油、颜色较浅的淡色酱油，以及以黑豆酿造、取流下缸底原汁的壶底油。若以制造方式来区分，则有纯酿造酱油、半化学半酿造的合成酱油、化学酱油三种。纯酿造酱油营养成分最好，化学酱油制造时间最短，市面上则以半酿造酱油最常见。

由于酱油是豆制品，容易被曲菌污染，所以一般允许添加防腐剂。如果购买一些没有添加防腐剂的酱油，开瓶之后一定要放在冰箱保存。

酿造酱油和化学酱油的辨识方法：1. 看价钱：酿造的单价较高，化学的较低；2. 看泡沫：酿造的泡沫细致绵密，化学的泡沫较大；3. 闻香气：酿造的开瓶时会有浓郁酒香，化学的则无。

由于市售酱油大多添加酱色（焦糖色素），无法判断浓淡，所以开瓶后可倒出少许至白色瓷碟中，置于阳光下观察，透明有光泽的质量较好。在常温不受日光直射的条件下，玻璃瓶装酱油可保存2至3年，塑料瓶装则为1至2.5年，开瓶后因接触空气，风味容易变差或有生霉现象，最好在一个月内使用完。

第 18 课 鳕鱼、头足类海产出了什么问题？

鳕鱼质地细致，入口即化，鱿鱼、墨斗鱼鲜嫩有弹性，都是大家爱吃的海鲜，但听说鳕鱼的汞含量很高，墨斗鱼等头足类海产则是胆固醇过高，享受这些海鲜美食会不会是慢性自杀？吃海鲜应该注意些什么问题？

根据调查，鳕鱼是人们吃得最多的一种鱼，因为它嘴巴很大，所以俗名又叫大头鱼、水口或阔口鱼，属深海鱼类。产地以北大西洋的寒冷水域为主，出产国包括加拿大、冰岛、挪威、俄罗斯和日本的北海道。

因为属于深海鱼种，体型又相当大，鳕鱼甲基汞过量的比例很高。“甲基汞”是一种毒性很强的物质，毒性超过水银大概一百倍。水银是一种无机汞，脂溶性很低，无法穿透我们身体中保护大脑的障壁，但鱼类身上的甲基汞属有机汞，油溶性增加，穿透大脑障壁的能力也就高过无机汞数倍。这些毒性进入脑中，可能造成视野狭窄、运动失调、听觉困难、知觉障碍等。而甲基汞这样属油溶性的毒，鱼皮的含量比鱼肉更高，几乎是鱼肉的三倍。

甲基汞可能带来严重的毒害

鳕鱼含有甲基汞这种神经毒素，最容易遭受伤害的孩子和老人要特别当心。甲基汞的半衰期大概是45 年左右，也就是说，神经正在发育中的小孩子吃了以后，要花45 年的时间才能去掉一半。很多老人有阿尔茨海默病、帕金森氏症等疾病，也要特别注重。孕妇和喂母乳的妈妈也要尽量少吃鳕鱼，因为神经发育主要是在胎儿时期，甲基汞会通过胎盘传至胎儿身上。而乳汁里面含有很多乳脂肪，这种脂溶性的毒素，妈妈吸收之后，也会随着乳腺分泌传到孩子身上。

除了甲基汞，鳕鱼还可能含有铅和镉，这两种毒素主要存在鱼骨当中。汞、铅、镉的共同特性是会破坏肾脏的肾小管，而汞和铅会进入中枢神经系统，镉中毒则会造成痛风，还有研究指出可能致癌。这三者的半衰期都很长，也很不容易排出体外，食用过量伤害很大。

其实不仅是鳕鱼，大型鱼如鲨鱼和旗鱼的平均含汞量都比较高。根据卫生部门的规定，一条鱼的汞含量在0. 5ppm 以下是可接受范围，这些大型鱼被检测出的平均汞含量都接近甚至高出0. 5ppm。根据这项标准计算，如果是汞含量刚好合格的鱼，每人每天最多只能吃40 克。

另外，鳕鱼的肝常被用来提炼做鱼肝油，但鳕鱼已被列入濒临危险的鱼种，捕捞有严格的限制，不可能取得那么多鱼肝，加上甲基汞这些油溶性毒物，在鳕鱼肝里面浓度更高，所以很多鱼肝油事实上是直接以人造的维生素A、D、E，再加上色拉油所制成。

海产这样吃最健康

鳕鱼重金属污染这么严重，是不是不能吃了？倒也不必因噎废食。一般只要尽量避开鱼皮和鱼骨，各种鱼类都吃，不要只吃鳕鱼一种，危险性就会大幅降低。如果想从鱼类身上获得EPA、DHA，鲭鱼、秋刀鱼、鲑鱼的含量反而更高，而且这些都是中、小型鱼，汞污染比较低。

由于鳕鱼产量愈来愈少，价格居高不下，市场上也就出现不少“山寨版”鳕鱼。例如扁鳕，其实是比目鱼类，虽然和鳕鱼一样同是远洋鱼，但它体型较小，污染程度不像鳕鱼这么高。可能会有问题的是油鱼。很多人吃油鱼减肥，但它的油脂叫“蜡酯”，是工业用的油脂，人体无法吸收且还有毒性，有三分之一的人吃了会头痛。而且我们吃了之后排泄出的油并不是自己身上的油，而是油鱼本身的油；靠吃油鱼减肥，根本是白忙一场。

章鱼、花枝（乌贼）、鱿鱼、小卷、软丝等头足类海鲜肉质极富弹性，但一般认为胆固醇含量比其他海鲜还高。事实上，经过分析，这些软体动物身上所含的并不是胆固醇，而是固醇，固醇不但不会增加人体的胆固醇，反而能降低胆固醇，因为在消化的时候，固醇会占据胆固醇的位置，不让胆固醇被吸收。不过，头足类海鲜的内脏的确有胆固醇过高的问题，最好不要整只吃下肚，而乌贼如果有卵，胆固醇过高的人就不要吃蛋的部分。

海产类这样买就对了

海产类食品比较严重的问题是福尔马林和砷残留。由于白色的墨斗鱼卖相好，有些商人就会用福尔马林来漂白。福尔马林是保存尸体用的防腐剂，强烈的气味会破坏人体很多组织，尤其是呼吸道，所以在挑选墨斗鱼类时，记得不要挑颜色非常白的。

一般台湾沿岸地区捕获的头足类海产几乎都含砷，而且含量比菲律宾附近海域捕获的多，原因可能是我国台湾早期为了发展工业而污染了沿海海域。砷也就是古代说的“砒霜”，是一级致癌物，非常毒，没有所谓容许剂量，只能尽量避免。

一般人购买海鲜时有个误区，以为现捞的一定优于冷冻的。其实，曾有一篇硕士论文做了鲜度分析比较，发现冷冻船抓的鱼最新鲜，现捞的反而最差。这是因为沿岸作业船只用 -5℃的盐冰泡打捞到的海产，而鱼有一个低温酵素，到零下20℃时它还继续作用，所以放在 -5℃的盐冰里面，它的酵素会继续使它的身体腐败，泡个三四天上岸后，鲜度其实已经不行了。因此，何时捕获并不是重点，只要在船上做好清洁和急速冷冻的程序就好，而鱼只要解冻的速度够快，吃起来还是很新鲜可口。

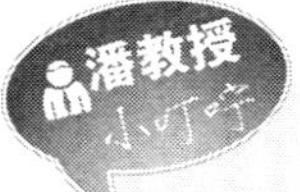

1. 挑选墨斗鱼、乌贼、鱿鱼时，要选择眼睛亮、突出，表皮触感有弹性，闻起来没有臭味，身体有透明感，皮膜漂亮完整，足部还带有吸盘的。

2. 发制干燥鱿鱼时，有些人会加上明矾，使它看起来很漂亮，但一下锅就全部散掉，药味都跑出来了，所以最好是自己去买干燥的来发制。

第19课　如何正确摄取醣类（碳水化合物）保健康？

能抗拒甜食诱惑的人很少，但糖吃得太多，除了会发胖，据说还很容易生病感冒，是真的吗？什么是GI值？GL值又是什么？是不是只要少吃甜的食物，就可以避免吸收过多的糖分？

2010年《美国医学会期刊》（JAMA）4月份的一篇研究指出，饮食中的碳水化合物过高也会造成血脂异常的症状，比如三酸甘油酯会偏高、高密度脂蛋白（HDL）会偏低，而血脂异常的现象可能会导致心血管疾病。研究显示在烹制食物及食品加工中额外添加的糖，若摄取过多，不仅容易造成肥胖，也会提高心血管疾病的风险。

其实吃糖是会上瘾的。国外有一个说法："糖是合法的毒药"，这句话听起来似乎危言耸听，但并非毫无根据。嗜甜者会越吃越甜，不吃的话还会觉得不舒服、不快乐，严重者，甚至会出现"戒断反应"，如头痛、疲倦、发抖、焦虑、不安和忧郁。如此恶性循环下来，对身体一定会有不良的影响。

糖过多会破坏身体免疫系统

糖还有一点和毒品很类似。毒品越精纯的越贵，原因是因为吸食后快感会很强；同样的道理，越精纯的糖越好吃，愉悦感越高，也越容易上瘾。因此，这种完全纯化出来的糖，能越少吃就少吃，甚至不吃最好。

此外，吃太多糖也有害免疫系统。例如白血球，它的功能是消灭病菌，用细胞当中的自由基把病毒破坏掉，但自由基同时也会破坏细胞本身，所以它一定要有足够的维生素 C 来保护，让细胞不要被自由基破坏。因为有这样的需求，白血球里面维生素 C 的浓度，大概是血液中的 20 到 100 倍；免疫系统要健全，白血球要健康，就需要大量的维生素 C 供给。

问题是维生素 C 进入细胞的管道和果糖、葡萄糖一样，都从同一扇门进去，且一次只能进入一个，如果都是糖进去，维生素 C 就被挡在门外，导致细胞缺乏维生素 C，不但杀菌效果不好，自己也容易受损。为什么很多孩子容易感冒，很可能因为糖吃多了，排挤细胞对维生素 C 的吸收，从而降低了免疫力。

要适量“醣”不要多糖！

不过，糖仍是人体运作所需的重要养分，包括脑细胞、神经细胞和红血球等，都要靠葡萄糖来维持，血液中的血糖浓度不能太低，也不能太高。太低的话人就会昏倒；太高则会造成很多细胞的功能下降。而除了“糖”之外，另一种“醣”类也很重要，醣与糖的区别，在于“醣”泛指所有双糖以上的多醣类碳水化合物，如肝醣、纤维质、淀粉等；而“糖”是指单糖的糖类，如葡萄糖、果糖等。醣类提供人体热量，节省蛋白质消耗，调整脂肪的代谢，还可以提供给脑细胞能量，如果严重缺乏，会妨碍脑部健全发展，甚至导致死亡。醣还可以保护肝脏，预防酸中毒。

至于如何选择适合又适量的醣，可以参考升糖指数（GI）和升糖负担（GL）两项；简单来说，升糖指数看的是食物的“质”，升糖负担看的是食物的“量”，只要这两者通盘考虑，就可以选到好的醣。

升糖指数	升糖负担
升糖指数（简称 GI 值）是一个相对的数字，代表我们吃进的食物造成血糖上升速度快慢的数值；吃进较高 GI 值的食物，血糖上升速度较快，相反的，较低 GI 值的食物，血糖上升速度则较慢。	升糖负担（简称 GL 值）的计算方式是指一份食物中，所含碳水化合物的总重量（以克数计算）乘以升糖值再除以 100，累计每餐或每天的升糖负担，就知道我们到底吃下多少会转换为纯葡萄糖的食物。

升糖指数造成的影响可以是立竿见影的，当血糖突然升得很高的时候，胰岛素得立即反应将多余的血糖转化成肝醣，让身体血糖浓度维持平衡状况，然而胰岛素经常分泌过量很可能会造成胰岛素阻抗的现象，且过量的肝醣也可能会造成肥胖问

题，进而导致患糖尿病的概率上升。所以在选择食物时，升糖指数和升糖负担应该同时考虑，升糖指数最好不要超过50，升糖负担不要超过10。如果升糖指数相当，尽量选升糖负担低的；升糖负担相当，就选升糖指数低的。一般来说，含糖量或碳水化合物较高的食物，GI值较高，纤维质较丰富的食物，GI值则较低。

糖≠吃起来甜不甜

要注意的是，“糖”和“甜”并不能画上等号。味蕾是可以被欺骗的，吃起来甜的时候，糖含量不一定高；不觉得甜的时候，也不表示就没有糖。例如人工代糖的甜度是一般蔗糖的200倍，却是零能量，根本没有升糖指数。所以绝对不能够用“吃起来甜不甜”来决定升糖指数或升糖负担的高低。

既然醣不能吃太多，有甜味却没热量的代糖是不是较好的选择？恐怕不一定。代糖的种类很多，阿斯巴甜是较常见的一种，它的甜度很高，热量很低，但不耐热，不能用于热饮或烹煮。根据研究指出，一些代糖经过高温变性后可能造成脑损伤或引发淋巴癌。另一种糖精甜度更高，但动物实验显示其有致癌性，对人类的影响尚未确认，这两种都是有争议的代糖。还有一种纽糖，是非常劣质的代糖，可是它的甜度高达一般蔗糖的2 000到4 000倍，只要一点点就够甜，有些厂商为了节省成本而使用这种代糖，对人体伤害很大。

当然也有比较好的代糖，例如木糖醇、甜菊、果寡糖、异麦芽寡糖。其中甜菊是从天然甜菊叶中萃取而来，甜度是白糖的200倍，有稳定血糖的作用，是目前医学界比较推荐糖尿病患使用的人工代糖。

代糖一般可分为营养性甜味剂及非营养性甜味剂两大类。

营养性甜味剂（可产生热量）

名称	甜度	用途	不良影响
山梨醇（Sorbitol）	大约是蔗糖的一半	口香糖或无糖糖果	目前并无资料
甘露醇（mannitol）	约为蔗糖的70%	无糖糖果或果酱	目前并无资料
木糖醇（xylitol）	蔗糖的90%左右	糖果、口香糖或清凉口含锭	目前并无资料

非营养性甜味剂（无热量）

名称	甜度	用途	不良影响
糖精（Saccharin）	蔗糖的300倍	食品工业；亦可用于牙膏、香烟、化妆品中	曾在动物实验中发现有导致膀胱癌的可能性，但在人体试验上并未发现有不良影响。
甜精（Cyclamate）	蔗糖的30倍左右	食品工业	可能为癌促进剂，因此美国于1970年8月全面禁用，但是世界卫生组织及欧洲共同市场都认为它是安全食品添加物。

（续表）

名称	甜度	用途	不良影响
阿斯巴甜（Aspartame）	蔗糖的 150 ~ 200 倍	糖果或低热量饮料	不适合苯丙酮尿症的患者使用，否则会造成智能不足。
醋磺内酯钾（ACE－K）	蔗糖的 100 ~ 200 倍	烘焙及加工制造	目前并无资料

参考数据：马偕医院院讯

其实，糖本无罪，吃糖也可以吃得很健康，不必真的把糖视为毒药。首先是控制分量，本来喝咖啡要加一整包糖，试试看减量四分之一。再来就是注意食品的营养成分标示，参考总热量之后再吃。最好能自制甜品，既可掌握甜度，不会吃下隐藏在加工食品中的糖。最后，一吃完糖就刷牙，可以避免蛀牙。总之，只要戒掉吃糖的“瘾头”，就能尝到真正的“甜头”。

GI 食物怎么吃才健康？就是高 GI 食物要搭配与 GI 较低的食物一起食用，例如吃白饭或糯米饭时多配些蔬菜，吃白吐司（面包）时夹生菜色拉，都能有效平衡食物的 GI 值。已有糖尿病、心血管疾病、代谢症候群或体重过重的读者，平常的主食（如五谷根茎类）尽量选择低 GI 的食物，比较有利于疾病及体重的控制。

第20课　生鱼片怎么吃才安全？

生鱼片（沙西米）是日本料理中非常受欢迎的一道佳肴。既然讲究新鲜，现捞的是不是一定比冷冻的好？是不是只要够新鲜，淡水鱼也可以做成生鱼片？爱吃生鱼片又担心有寄生虫，多用一点芥末杀菌就可以吗？

一般人吃生鱼片都会沾点哇沙米（山葵、芥末），说是可以杀菌。事实上，山葵所含的芥子油成分，本是用于驱除它自身叶片上的害虫，当害虫咬它的叶子时，它就会分泌芥子油，但这无法消灭细菌，因此不必对它有过高的期望。更别提许多哇沙米根本是用淀粉加芥子油搅拌而成，除了会破坏生鱼片的味道之外，完全无法杀菌。

相形之下，经常和生鱼片搭配的萝卜丝还比芥末的功能多一些。萝卜丝最重要的功能是清口感，区别不同种类生鱼片之间的味觉。而它提供的维生素C，又能抑制亚硝胺形成，防止在胃中生成致癌物质。有些店家为了让黑金枪鱼颜色好看，加了硝酸盐来保持色泽，硝酸盐加上蛋白质中的胺，就变成亚硝胺，可能导致胃癌和肝癌，维生素 C 此时就有一些帮助了。

吃冷冻生鱼片安全度最高

要避免把生鱼片当中的寄生虫吃下肚，最好的方式就是急速冷冻。日本人和我国的台湾人都不爱吃冷冻太久的生鱼片，觉得解冻过程破坏了生鱼片的油脂和口感。曾经有则新闻，一位先生在市场买了条新鲜的鱼，自己在家做生鱼片，结果身体不适送医院，就是因为这条鱼没有经过急速冷冻。鱼类身上的寄生虫，99% 都是由超低温冷冻杀死的，吃冷冻的其实比吃现捞的安全。

生鱼片最常见的寄生虫是“安尼线虫”，如果生食或食用没有完全煮熟的海洋鱼类，安尼线虫的幼虫就会进入我们肠胃的黏膜，引起发炎反应，接着出现恶心、呕吐、胃痛等症状，还会刺激喉咙，引起咳嗽。这种虫可在人体中持续吸收养分，长大终老，当虫死亡之后，会慢慢顺着肝脏移转到胆道，产生结石，也可能造成肝脏硬化，而死亡的虫体还会成为导致某些过敏反应的过敏原。

有些地区会有这样的“表演”：由渔夫现钓章鱼、乌贼，当场切一切，还在动时就拿给客人吃，强调活跳新鲜，其实这非常不卫生。因为软式鱿鱼也存在安尼线虫的问题，而且它的肌肉比较坚韧，虫体埋在里面没办法发现。美国 FDA 曾有过明确规定，在美国贩卖的所有生鱼片，一定要先冷冻过；现捞现切给消费者吃在美国是违法的。

温度到底要多低才能把这些可怕的寄生虫幼虫杀死？如果是摄氏零下 35 度的低温，需要 15 小时；如果温度不那么低，摄氏零下 20 度，就要 10 天以上。

在超市买生鱼片时，如果是软软的冷藏品，一定没有经过冷冻。而且分切的过程不可能保持无菌，这样就会增加生鱼片本身的含菌量，如果分切完又在外面放很久，风险就更大。所以，在买现成的盒装生鱼片时，一定要注意期限，不要放太久。江守山医师建议，如果要买生鱼片回家吃，最好是买整块冷冻的比较划算，它的加工较少，价格较便宜，最重要的是含菌量较低。

快速解冻保存味道与营养

要吃冷冻的鱼类，就得有解冻的过程，而这正是人们犯错误最多的一个环节。鱼解冻太慢，汁液开始流失，味道就不好，营养价值也变低。前一天把鱼从冷冻室拿到冷藏室，慢慢解冻 8 小时是不对的。正确的方法是要用水冲，让它 5 分钟后就解冻，因为水的比热很高，可以很快地带走热量。

即使买现成切好的生鱼片，也要有保冰设备，一定要请商家加冰块，冷冻包好才能带回家。至于吃不完的生鱼片，只能用来煮汤，绝不能再继续生吃。另外，整块冷冻生鱼片的保存期限可以维持一年，但一般家庭冰箱温度通常不够专业，建议买回去之后不要超过两个月。如果某个区域曾经停电，就不要再去这个区域的商家吃生鱼片，因为一旦停电，冷冻链就已经被破坏。也不要在商场打烊前去捡便宜，因为商店晚上歇业时，生鱼片生菌超量的风险太高。

淡水鱼不宜做生鱼片

淡水鱼能不能做生鱼片？也是很多人的疑惑，而这从寄生虫繁殖方式的差异，就可以得到答案。安尼线虫无法在低阶的海洋鱼类上产卵，淡水鱼的寄生虫却可以在淡水鱼身上产卵。海水鱼的小鱼里面寄生的是幼虫，幼虫一经急速冷冻就死了，但淡水鱼身上是虫卵，即使急速冷冻也杀不死，因此淡水鱼理论上是不能拿来做生鱼片的。

另一个隐忧是染色。除了上述以硝酸盐来保持黑金枪鱼色泽之外，很多鱼肉都经过“一氧化碳发色处理”。卖鱼人把杀好的鱼放到塑料袋里，灌入一氧化碳，鱼肉就会呈现粉红色。由于原来的色泽被遮蔽住了，消费者很容易遭到误导，买到不新鲜的东西。而养殖的鲑鱼也存在染色问题，比较糟糕的是直接喂斑蝥黄素，这是一种用于染布的人工色料，鲑鱼吃下去之后颜色就很漂亮，但对人体如何可想而知。

虽然生鱼片很好吃，但不宜过量，一次吃几片就可以了。而在吃生鱼片之前，不妨先吃一点温热的东西暖胃，隔大约10

分钟再吃。要提醒的是，癌症病患、免疫疾病患者、关节炎患者、肾炎患者，以及三岁以下儿童、八十岁以上老人，都不宜吃生鱼片。至于孕妇，需小心不要吃到含重金属的鱼种才行。

潘教授小叮咛

海带里面有一种“牛磺胺”，是一种非常好的解毒物质。生食中一般都有一些毒素或者无法检测出来的东西，如果喜欢吃生鱼片，建议可以多喝海带汤。即使是不吃生鱼片的人，平时也可以多吃海带汤或者是海菜之类的食品来解毒，有益无害。

第 21 课　破解八大饮食传言

吃鸡爪或猪皮可以补充胶原蛋白？喝水可以让皮肤变得更好？吃辣椒可以减肥？这些关于饮食的各项说法到底有多少可信度？到底哪些才是正确的饮食观念？

现在有许多关于饮食的传言，比如吃辣椒可以减肥！或者睡前给孩子喝一杯牛奶能帮助睡眠。很多读者都对这些传言半信半疑，在这里，我们特别挑出八个常见的饮食传言，告诉大家真相，并且提供正确的饮食理念供读者参考。

1. 吃辣真的能够加速人体的新陈代谢吗？

天冷的时候，三五好友都喜欢一块去吃麻辣火锅，因为吃辣会让人感觉暖和，而使身体感觉热的主要成分就是辣椒里面的辣椒素。

潘主任要跟大家介绍的辣椒素（又称唐辛子）是一个二级代谢物。因为辣椒不希望还没成熟长大就被吃掉，所以辣椒素是辣椒用来保护自己的一种成分。它是我们吃下后感觉辣的原因，亦是许多佳肴主要的调味料或香料，同时具有药理与毒理的特性，会被使用在消炎止痛方面。

辣椒素会刺激交感神经，产生儿茶酚氨这种神经传导物质，加速新陈代谢，带动血液循环使体温升高，令人感觉到暖和，而且也会促进肠胃蠕动，增进食欲，且延长血液凝固的时间，进而预防血栓的发生。

但是辣椒具有刺激的特性，吃太多会让胃肠感觉到不适，而且吃一碗辣椒，加速代谢的时间可能只有数十分钟，之后又恢复正常，也就是说，吃辣造成的新陈代谢增加只是暂时的。因此，吃辣减肥的说法是站不住脚的。

2. 喝温牛奶或者热牛奶是不是真的可以帮助睡眠？

牛奶的主要成分有钙、维生素 D、蛋白质、维生素 B2、维生素 B12，其中蛋白质提供了人体必需氨基酸中的色氨酸。色氨酸是大脑制造血清素的原料，而血清素是大脑的幸福元素，它可以减缓神经活动，放松心情，并且有助眠的作用。因此，基本上只要能让人放松心情的物质，包括毛茸茸的毯子，都能让人比较顺利地进入梦乡。

3. 大量喝水真的可以保持肌肤水嫩吗？

肌肤水嫩的程度是会随着季节、情绪压力、身体不同部位与机能状况等而随时产生变化的，虽然目前尚无研究指出人若多喝水可保持肌肤水嫩，但是多喝水可以让身体机能维持正常运作，而且细胞生成也需要水分，内在水分充足，再加上外在的防晒、保湿保养等措施，都是有助于保持水嫩肌肤的方法。但是这里的多喝水，是指不常喝水的上班族要多喝水，如果你一天已经喝到 2 000 c. c. 以上的水，就不要再多喝了。

4. 喝可乐会不会造成骨质疏松呢?

喝可乐确实会增加骨质疏松的概率，其主要原因是可乐当中所含的咖啡因和磷酸盐，如果摄取过量的咖啡因，造成骨质疏松的概率也会相对升高。另外可乐、汽水常会加入食品添加物磷酸盐，喝下过多含有磷酸的饮料，可能会让磷酸与骨中的钙质结合，而导致骨钙流失。所以含有咖啡因或磷酸盐的饮料，要注意饮用的量，避免饮用过多造成身体的损害。

5. 喝零卡碳酸饮料不会胖，真的吗?

只要不超过 4 卡，就可以在出售的饮品上标示为零卡。这类产品喝多了虽然热量累积有限，但要提醒大家的是碳酸饮料的过量摄取会使人体吸收过多的咖啡因以及磷酸，如同上一问题所解释的，这可能会产生骨质疏松的问题。

另外，零卡饮料内一定放了代糖，才会喝起来甜甜的却没有热量。但在本书的第 19 堂课，已经说明了代糖可能对身体的影响，因此也不建议多食用。人活着，不仅要不胖，也要健康，所以不能说零卡饮料不会导致发胖就可以猛喝，切记。

6. 面包在刚出炉时，因为仍处高温状态，所以酵母还没完全消失，若在此时食用，会吃进有害的致癌物，对吗？

这个观念是错误的。因为面包需要靠酵母发酵，而一般面包的烘焙温度是190℃～232℃，酵母的活性在进入烤箱后就已经不可能存活，而且酵母也不会致癌，所以吃刚出炉的面包并不会有任何问题。

7. 补充胶原蛋白，多吃鸡爪就可以，真的吗？

含丰富胶原蛋白的食物大都是动物的皮，所以在吃进胶原蛋白的同时，也会摄取到不少动物皮下脂肪，热量不容小觑；而食物中所含的胶原蛋白分子很大，到了胃肠后要经过消化作用将其分解成小分子，因此吸收进人体的只是氨基酸，而不是大分子的胶原蛋白。除了需注意热量外，胶原蛋白也只是蛋白质的一种，吃肉和植物性蛋白质也可以提供足够的氨基酸。

8. 隔夜菜加热吃，会造成食物中毒吗？

答案是不会。一般来说隔夜菜不可能产生任何有机毒，因为所有的化学合成要有一定的温度、压力和酵素，也就是要有一定的条件才可能达成。隔夜菜的问题可能会是因为保存不当而产生细菌，但细菌经加热就会死亡，因此食用隔夜菜，唯一要注意的，应该是其营养成分经过再次加热后已经流失更多，新鲜度和营养度都变差而已。

潘教授小叮咛

现在许多关于饮食的传言，大家一定要有自己的分辨能力，不要人云亦云，而是要相信科学的解释。

第 22 课　不可轻忽的眼睛预防与保养

眼睛是灵魂之窗，是人体中相当重要的一个器官，但因为用眼时间过长，现代人几乎没有不近视的。究竟有哪些因素会导致视力恶化？要怎么做才能让灵魂之窗永保安康？

我们的眼睛之所以能清楚看到各种物体，是因为眼球上有一个很重要的薄膜，它就是“眼角膜”。眼角膜虽然只是小小的一片，却拥有把看到的物体准确投射在视网膜上面的功能。不过眼角膜极其柔软脆弱，只要一不小心，视力就可能受到伤害，凡是意外撞击、眼睛病变、感染及长时间的佩戴隐形眼镜等，都可能导致眼角膜发炎、破裂，严重的还会造成眼睛失明。所以，千万不要小看了日常生活中的一些行为习惯，当中其实潜藏了许多危害视力的因素，不可不防。

不可轻忽的视力杀手

要保护我们的灵魂之窗，就要先了解“视力杀手”有哪些：

一、看计算机屏幕及电视：最常见的伤害眼睛的行为就是长时间盯着计算机及电视屏幕，没有让眼睛有足够的休息时间。现代人平均每天使用计算机至少两个小时以上，甚至有些人长达10小时，长期下来可能会出现“计算机视觉症候群”的症状：1. 眼睛干涩、酸痛；2. 头晕目眩、头痛、呕吐；3. 视力模糊、衰退。

二、不良用眼习惯：包括过度使用没有适当的休息、常用手揉眼睛、趴在床上看书、忘了清洁隐形眼镜或延长使用抛弃式隐形眼镜的时间等，都会造成眼睛的伤害。许多人长时间看书写字，眼睛的睫状肌在看书的时候会用力收缩，让水晶体变厚使影像变清楚，而不论是哪里的肌肉收缩太久都会疲累，不只有肩颈肌肉或腰背肌会累，睫状肌也不例外，需要适时放松，若过度使用，很容易产生视力问题。

三、环境因素：灯光照明不足或太亮，教室黑板反射不良，墙壁太亮、所使用的桌椅距离不符合人体工学，让眼睛距离看的物体太近等等，长时间下来都会影响到视力的健康。而白天外出如果太阳光线太强，戴墨镜是必要的，因为强光照射眼睛，会让玻璃体里面的细胞开始变化，紫外线愈强，造成病变的概率就愈高，最后可能会形成白内障，所以戴墨镜可以防止紫外线伤害眼睛，降低年老之后患白内障的机会。

四、遗传：学龄前儿童的近视大多数源于遗传，这类病例占整体近视的5%左右，父母双方都是800度以上高度近视者的孩子，罹患近视的概率就非常高。

五、病变或药毒：许多疾病比如糖尿病、高血压、眼中风等都有可能让视力受到短暂或永久伤害，另外自行使用眼药水也可能造成视力受损，因此千万不要乱点药水。视网膜的营养都靠网膜中心动脉来供应，长期罹患糖尿病的人，血管容易阻塞，血流循环不良，当视网膜没有足够的养分时，会新生更多的微血管好获得养分，但这些新生血管的结构不好，很容易造成视网膜出血、水肿，进而剥离，这就是为什么糖尿病末期病人经常失明的原因。所以有慢性病史的人更要注意眼睛的保养，当然最重要的是控制好血糖和血压。

六、不均衡的饮食：长期缺乏维生素A容易得夜盲症，视网膜上的感光细胞需要维生素A或者叶黄素等营养成分，如果营养成分不够，就会影响感光细胞的生长。而维生素B群是维持眼神经健康的重要因子，维生素C、维生素E等营养素可增进血管的健康，减缓眼睛老化的现象。若要摄取足够的维生素A、B群、C、叶黄素或胡萝卜素，就要多吃新鲜蔬菜水果。所以最好的方式是均衡饮食，红黄绿白黑五色蔬果都吃到，每天吃五份，也就是500克。

七、心理因素：有人担心戴了眼镜之后，视力就会一落千丈，因而害怕戴眼镜，或者想要追求流行，将戴眼镜作为一种造型，若戴的太阳眼镜是不合格的，对眼睛也会造成伤害。所以该戴而不戴，或者渴望戴眼镜，不该戴而乱戴，都是会影响视力的。

八、意外伤害：如果头部或者眼睛受到意外撞击或者为小异物刺入，例如鞭炮、车祸及拳头攻击等，都可能对眼睛造成难以弥补的损伤；概率虽然比较小，伤害却相对严重得多。

恼人的计算机视觉症候群

目前，计算机是很多人必须使用的工具，它也是朋友之间联络及放松娱乐的媒介，在长时间使用计算机的情形下，许多人常常被“计算机视觉症候群”的问题所困扰。

罹患“计算机视觉症候群”的原因，可归纳为眼睛睫状肌过度收缩或痉挛，以及眼睛泪液分泌不平衡两方面。

一、眼睛睫状肌过度收缩或痉挛：长时间注视计算机屏幕或书本时需要睫状肌持续收缩，过度使用时睫状肌便会有疲劳的症状出现，甚至会使睫状肌痉挛无法放松，这时便会有近视加深、视力模糊的情形。然而长期看计算机屏幕会比看书更容易疲惫，这是因为屏幕是由许多闪烁的小光点组成的画面，使用者不断的更换页面或者浏览的焦点不断的上下移动，眼睛需要长时间接收频繁而且闪烁的画面，会让眼球肌肉花费更多力气跟着持续的对焦，从而大大增加了眼睛的负担。

二、眼睛泪液分泌不平衡：长时间近距离工作，屏幕闪动快速，使得使用者目不转睛，再加上注意力集中，眨眼的次数明显减少，泪水分泌量就会下降。而且现在的工作环境多为冷气除湿空调系统，泪水分泌不平衡加上眨眼减少，会使眼球润滑度不足而产生干涩充血的情形，最后则会因刺激而酸痛流泪。

如何治疗计算机视觉症候群？

想要摆脱“计算机视觉症候群”的困扰，大家务必详读以下建议，好好保护我们的双眼，向“计算机视觉症候群”说拜拜。

1. 注意光源位置：应让最强的光源位于计算机屏幕放置的侧面，而且周遭环境的亮度不应超过屏幕亮度。

2. 让眼睛休息：操作计算机每40～50分钟，应休息10～15分钟，年纪愈小，使用时间要愈短。休息时可让眼球上下左右各方向转转，闭目仰卧或望远，避免再近距离用眼。

3. 改变工作步调：至少每两小时站起来走动一下，让身体和眼睛休息。

4. 记得眨眼：许多人使用计算机时，眼睛眨动的频率会比平常少。眨眼次数减少会降低泪水对眼球的润滑作用，造成眼睛干燥、不适。如果必须长时间使用计算机，可考虑人工泪液。

5. 保持良好坐姿：良好的姿势可预防脖子和背部肌肉酸痛。国泰医院物理治疗组简文仁组长建议一个口诀：“头有枕、肘有撑、背有靠、脚有踏。”

6. 调整屏幕、键盘：使用15寸以上且分辨率高的计算机屏幕，键盘置于屏幕正前方。屏幕与眼睛的适当距离，约等于手臂伸直的长度（约60公分）。

保护闪亮明眸的秘诀

每天做些眼部运动，让眼部肌肉放松，保持眼睛晶亮：

1. 眨眼运动：先闭起眼睛再慢慢睁开，重复5到10次。这个运动可在休息时间做，以避免眼睛过度干涩、疲劳及充血。

2. 眼球运动：

（1）先闭上眼睛，眼球向上看35秒，再回到正中位置。接着再分别向下、向左、向右看35秒，并回到正中位置。

（2）闭着眼睛，眼球慢慢上下移动，来回5次。接着再分别左右移动、由左上向右下移动、由右上向左下移动，各来回5次。

（3）张开眼睛，眼球慢慢先逆时针转动5圈，接着再顺时针转动5圈。

3. 看远看近运动：长时间近距离用眼会造成眼睛疲劳、充血，所以每天抽空注视远方5秒后，再将目光转移至身边的景物5秒钟，反复数次即可。最好是假日到郊外眺望青山绿水，既可放松身心，又可保养双眼。

按摩四穴位舒缓眼睛不适

除了上述预防的技巧，计算机族还可以按摩以下四个穴位改善眼睛不适，缓和肌肉过度僵硬，同收治标与治本之效。

1. 睛明穴——刺激整个眼部周遭肌肉，舒缓不适。

以两手食指轻按两眼内眦旁靠近鼻根处（睛明穴），顺时针（也可逆时针）按 20 ~ 30 下，再往下轻压 15 ~ 20 下，注意不要压在眼球上。

2. 太阳穴——舒缓头昏沉重、眼部不适。

在眉尾和眼角之间的凹陷处（太阳穴）以中指、无名指往后按压 20 ~ 30 次，再往内压 10 次。

3. 风池穴——舒缓颈部肌肉。

顺着颈椎往上碰到颅骨的凹陷处，用食指往上、往内轻压 10 下。

4. 合谷穴——治疗头痛。

以一手大拇指第一指节的横纹，贴放在另一手的虎口，大拇指的指尖处往下压（合谷穴）10 ~ 15 次，会微酸。之后，换压另一手。

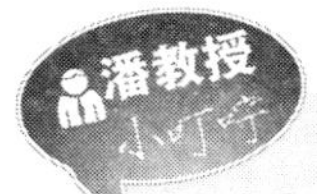

现在流行以激光手术改善近视问题，这是将角膜打薄以改变曲度。但角膜打薄有一个极限，因为它要留一个厚度去撑住眼睛里面的压力，所以近视度数必须在一个范围内才能接受手术。处于青春期的年轻人不建议做这类手术，因为这个年龄的近视度数可能还在变化，一定要等到度数比较稳定之后再做；根据统计，大概约 27、28 岁以后近视度数才会比较稳定。

第23课　小心！浴室隐藏的易被忽略的无形危机

你是否曾有这样的经验，当忙碌了一天，想轻松地进浴室洗澡，没想到脚一滑，摔个四脚朝天，除了屁股大力碰撞、疼痛不已外，整个好心情都飞了，直骂为什么浴室地砖这么湿滑？其实，这个最重要的角落，往往是家中最危机四伏的地方。我们的浴室到底充满什么危机呢？

浴室，通常是我们在家中心情最放松的地方。洗个热水澡，可以消除一整天的疲劳和脏污，是许多人一天最喜欢的时光。不过，家中的浴室通常潜藏许多危机，但一般人常常没有什么警觉心，因此意外就会在此时发生。

在浴室中最常发生的意外就是滑倒，滑倒的地点通常是在浴缸里或附近。大多浴缸几乎没有止滑力，但有很多人喜欢站在浴缸里面冲澡，不能止滑的浴缸加上超滑的肥皂水，滑倒的概率便大大的提升。不只是浴缸，有时浴室瓷砖上都是水，如果积水没有擦干，再加上没有穿止滑拖鞋，滑倒概率也会大增，许多人都曾发生滑倒碰撞马桶或洗脸台，当场血流如注的惨事，相当可怕。

仅我国台湾，每年就有300多万人因滑倒而受伤

根据美国的统计资料，每300万滑倒的人中，约有1万多人因而死亡；而我国台湾地区每年有336万人因滑倒而受伤，有335人因滑倒而死亡，可见滑倒的危险度不容小觑。而滑倒发生的地点又以浴室最多，许多人常将在浴室滑倒的原因归咎于地面太湿，只要将地面擦干，就能阻止滑倒的可能。没错，干燥的瓷砖的确可以减少滑倒的机会，但瓷砖的材质及设计，对于人们会不会轻易滑倒或绊倒，也有很大的关系。

江守山医师提到，美国的ASTM地坪摩擦系数，可针对地面瓷砖的安全与危险作等级评估，系数越大越安全，所以经评估，若系数在0.6以上则表示非常安全，0.5至0.49则是可能很安全，0.4至0.49都是危险的。那大家就会想到，是不是无蜡的磨石子地砖、烧烤面的花岗石、粗粗的马赛克，安全系数应该很高了吧？但经过健康同学会现场使用评估仪器测量，它们的安全系数大约在0.2至0.3之间，若地砖潮湿的话，安全系数更是降到0.2以下。原来，许多我们觉得安全的瓷砖都不安全，我们一般人又没有仪器可以测量，该怎么办呢？

铺上止滑砖、防滑条或防滑垫，让安全加分

如果预算许可，浴室尽量采取干湿分离，避免因地板过湿而滑倒。另外在浴室内安装安全扶手，可以让长辈使用，同时铺上止滑砖、防滑条或防滑垫，并保持室内足够的照明，必要时安装求救的按钮或对讲机，让安全加分。

如果预算有限，地砖又滑，可以直接刷上止滑漆，它的止滑系数会升高到正常范围，而且使用年限大概是3至5年。不过前提是只能用水清洗，不要动不动用清洁剂刷洗，不然使用年限会缩短的！

在浴室的第二个危机是吸入有害的气体。这些气体可不只是一氧化碳的，连你冲洗的热水、浴厕芳香剂及浴室湿气产生的真菌孢子，都会对你的健康产生莫大的影响。

一氧化碳，无色无味的头号杀手

我们先来谈谈一氧化碳。冬天最常发生的意外事件就是煤气中毒，当天然气燃烧不完全时，火焰呈现黄、红色，会产生无色、无臭、无味的一氧化碳，人们吸入1%一氧化碳，只要10分钟，就会产生缺氧状况。所以我们现在大力倡导热水器须放在户外，而且大部分人在这也已经有了共识。但即使热水器装在户外，仍有一氧化碳中毒的现象发生，为什么呢？因为有的高楼虽将热水器置于户外，但因为空气回灌的问题，还是会

造成屋内的人缺氧；另外，还有这样的案例，有一家人的热水器是放在阳台上的，窗户也都是打开的，但一家三口仍因吸入过多一氧化碳而死亡。为什么呢？因为他们在阳台挂满了衣服，阻碍了空气的流通，一氧化碳又回流至屋内，才造成不幸。所以放热水器的阳台，不应堆放过多的物品，并应保持空气的流通，才能避免意外的发生。

洗澡水释出三卤甲烷，吸多易致癌

第二我们来谈谈洗澡水的部分。热洗澡水会将有害气体三卤甲烷中的氯仿挥发出来，它的危害相当大，因为氯仿和人体脂肪的亲和力很强，体脂肪多、有脂肪肝的人，很容易受到它的毒害（氯仿会囤积，再被肝脏酵素激活变成致癌物）。

由于自来水中加了可抑制细菌生长的氯，当氯和水中的有机物质结合，就会产生三卤甲烷。而只要水一加热，三卤甲烷中的氯仿就会被挥发。平时我们的饮用水，只要水烧开后打开壶盖再沸腾 10 分钟，氯仿完全挥发，对我们的健康不会有影响，但是在洗澡时，氯仿蒸散在浴室的气体中，就会被我们吸收。以洗澡 10 分钟和 20 分钟后来检测三卤甲烷的浓度，竟差了 4 倍之多，也就是说喜欢长时间在浴室洗澡或泡澡的人，就会吸入较多的三卤甲烷。

潘主任说，三卤甲烷进入体内，对人体的危害并不大，因为肠胃对其的吸收力不强；但是我们的肺对它的吸收力非常好，所以长期吸入三卤甲烷气体，轻则刺激鼻子、眼睛，造成过敏、气喘；严重的话则容易引起癌症、孕妇流产或畸胎等。

那我们该如何避免吸入“三卤甲烷”呢?

1. 洗澡时应保持浴室通风，而且不要用太热的水、也不要洗太久。

2. 如果你还是很担心，经济也许可，可以在出水端加装不同的过滤程序，例如装一个三卤甲烷过滤器。

江医师还特别提醒，尽量避免去温水游泳池，就算要去也不要当第一个到的，免得空气不流通吸入过多的三卤甲烷。

浴厕芳香剂，蓄积毒气有害人体

第三个危害就是芳香剂。我们平日因为浴室潮湿，易有异味、霉味，常常会买一些浴厕芳香剂来除臭，但是芳香剂的成分除了香料外，多数是让香料能够快速扩散到空气中的有机溶剂，像是甲苯、二甲苯等，它们会转为挥发性有机化学物质。许多研究指出，挥发性化学物质含有毒性，使用过量会导致身体不舒服，例如头昏、呕吐或是造成过敏、气喘，若是长期曝露在这样的环境中，有可能会导致血癌呢。

由于许多空气芳香剂、樟脑丸及其他除臭产品在密闭空间使用有害健康，因此潘主任建议大家可以用天然的果皮当做芳香剂，例如将橘子皮、柠檬皮、柚子皮等，将它们切碎泡在水里，就可以直接喷在浴室空气中，或将茶叶渣或咖啡渣晒干放入纸盒或丝袜中，除臭效果非常好。

浴室湿气，霉菌滋生温床

浴室是最容易滋生霉菌的地方。霉菌是一种过敏原，霉菌孢子喜欢隐藏在潮湿的地方，例如浴室、厨房、橱柜或家中有漏水的地方。大量霉菌会引发气喘，也会使过敏儿病情加重。为了避免过敏和气喘，除了要减少香精和喷雾式用品的使用，保持周遭环境的干燥更为重要，尤其是浴室务必多加注意。

洗脸盆问题不可忽略

浴室洗脸盆爆裂掉落导致割伤的意外屡屡发生，洗脸盆爆裂的原因很多，包括器具本身瑕疵、安装不妥以及人们使用方式不当等。为解决意外发生的问题，新的检验标准已出台，洗脸盆必须能载重达 113.4 公斤，且维持 10 分钟以上才符合规定。

但这里还是要提供几个购买、安装的小提示给大家参考：

1. 不购买来路不明、没有品牌的洗脸盆、马桶、淋浴龙头等卫浴产品。

2. 选择置物柜型洗脸盆组，不仅可以增加收纳空间，也让洗脸盆多了支撑力，减少掉落风险。

3. 从材质上着手，选择陶瓷安全洗脸盆或防爆安全塑钢洗脸盆。

4. 要具有专业证照的施工人员操作才能确保施工质量。

5. 商家是否提供售后维修服务，也是必须考虑的重点。

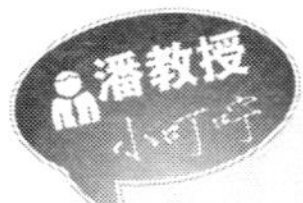

解除浴室隐藏的危机，潘主任再一次提醒大家，务必要做到地砖防滑、保持浴室通风、善用天然果皮做芳香剂。这样一来，大家都可以快乐洗澡、放松心情，“永葆健康”。

第 24 课　可怕！塑料品隐藏的危机

塑料制品是现代人生活中随处可见的器皿，它给人们的生活带来了便利，却常让人忽略其潜藏的危机。究竟什么是安全使用的要诀？塑料制品还能用吗？该如何使用才健康呢？

网友疯狂转发“你的杯子是几号”这封邮件，邮件中传达编号的数字愈大愈好的说法，让小戴开始关心起塑料容器的安全问题。以前不了解这些塑料编号代表的意义，小戴并不感到有何问题，现在越关心越感到忧心，你和小戴一样吗？你对塑料器皿的正确认知有多少？

下面有六个针对塑料容器安全的是非题，测测看你对塑料器皿的了解有多少？请留意除了“宝特瓶最好不要重复使用”的答案是（O）外，其余各题的答案都是（X），特别是网络上网友转发频繁的“塑料编号愈大愈安全”的邮件，只是网络传言而已，事实上并非如此。

编号	题目	答案
1.	塑料编号愈大愈安全？	（X）
2.	所有的塑料容器微波加热都会产生毒素？	（X）
3.	塑料瓶可以做冷冻容器？	（X）
4.	宝特瓶最好不要重复使用？	（O）
5.	塑料袋可以装热食？	（X）
6.	市售咖啡饮料所使用的容器不会释出毒素？	（X）

常用塑料容器的功能与风险

我们已经初步解答了塑料容器安全的疑问，下面以表格说明塑料容器的材质编号及分类。平日最常见的宝特瓶，即是编号1号的PET，适用于冷饮容器。要特别留意的是宝特瓶会释出重金属锑，锑的来源就是在其制造过程中使用的催化剂“三氧化二锑”。由于目前的技术无法百分之百回收三氧化二锑，所以一定会残留微量的锑在宝特瓶里，目前已有少部分厂商改用较安全的钛氧化物作为催化剂，但在低温状态下，宝特瓶所释出的锑含量目前研究显示仍在安全的控制范围内。另外，台湾师大化学系吴家诚教授指出，酒精很容易在数天内溶出抗氧化剂、抗光剂等有机添加物质，让宝特瓶的使用期限缩短，所以宝特瓶装米酒是错误的做法。

塑料容器材质编号及分类

编号	常见产品	特性
编号 1 PET（宝特瓶）	冷饮容器	40℃以上，可能产生有毒物质，例如重金属锑
编号 2 HDPE 高密度聚乙烯	厚塑料袋、宝特瓶、牛奶瓶	耐酸、耐碱，但耐热最高只到 60℃
编号 3 PVC 聚氯乙烯	部分塑料瓶、雨衣、水管	材质稳定，但 60℃以上可能出现化学物质
编号 4 LDPE 低密度聚乙烯	薄塑料袋	耐酸、耐碱，但耐热最高只到 60℃
编号 5 PP 聚丙烯	微波容器、果汁瓶、豆浆瓶、塑料碗	可耐热至 135℃
编号 6 PS 聚苯乙烯（保丽龙）	方便面碗	耐热最高到 70℃ ~95℃
编号 7 其他类	水壶、奶瓶、低价水杯	相当多种类，有些耐热达 120℃，但其中 PC 材质类产品会释放双酚 A，加拿大已全面禁用

食品级塑料容器的卫生状况须符合食用器具、容器、包装卫生等标准，只要避免高温加热或冷冻，就不容易产生化学变化释出有毒物质；不建议将一般塑料瓶当做冷冻容器是因为冷冻可能导致瓶身破裂；另外，宝特瓶的瓶口、瓶身不易清洗，容易滋生细菌，所以也不建议重复使用。

别用塑料袋装热食

那我们吃方便面，到底能不能使用滚烫的热水？方便面碗的材质是 PS 发泡聚苯乙烯，若温度超过 70℃ ~95℃ 的范围，也可能释出有毒物质，所以建议还是使用不锈钢碗来泡面，既环保又可避免吃下有毒物质。

一般我们吃麻辣火锅或是面条，外带热汤用的塑料袋有没有问题？所谓的耐热塑料袋是指加热到一定温度时，仍不会变形，但是不代表就不会释放出有毒物质，不管是哪种塑料袋，只要微热就可能释出邻苯二甲酸酯，温度越高释放的量越多。所以千万不要以为使用耐热塑料袋就安全。而邻苯二甲酸酯是一种环境荷尔蒙，可能会对人体的内分泌造成危害，所以能不用塑料袋装热食就不要用。

许多商家出售热饮所使用的纸杯，内里有一层塑料膜，还有外带咖啡杯上的塑料盖，或者直接使用塑料外带杯，这些是不是也会有问题？白色塑料外带杯，材质是聚苯乙烯，遇热会释出苯化合物，可能与血液方面的疾病以及淋巴癌有关，长期累积下来，等于慢性中毒。许多盒饭的饭盒还会有一层塑料膜，加热时不仅会释放出长链碳氢化合物等有毒物质，色彩鲜艳的染料更会溶出其他毒素。而外带杯的塑料盖或者外带面食用的塑料碗盖，在高温下都有可能会产生有毒物质，所以饮料、热汤建议不要装太满，以免塑料盖接触到热饮产生变化，最好自己带不锈钢容器去盛装，既环保又安全。

含有聚氯乙烯（PVC）和聚偏二氯乙烯（PVDC）的保鲜膜含有塑化剂，黏性好，但是对人体及环境的危害较大，所以建议使用不含塑化剂和氯的 PE 和 PMP 材质保鲜膜。但在微波加热时，绝对不要使用保鲜膜。就算使用保鲜膜处理冷藏食物，保鲜膜也要距离食物 2 公分以上，以免保鲜膜因碰触油性食物，进而造成化学物质附着在食物上形成污染。

孕妇体内塑毒浓度高危害大

塑化剂即是所谓的环境荷尔蒙（又称内分泌干扰物质）之一，会扰乱脑下垂体运作，导致孕妇甲状腺素分泌过低，恐影响胎儿中枢神经和生长发育。

邻苯二甲酸酯类化合物主要用在软化塑料，以增加塑料制品的韧性和延展性；也用做化妆品、香水和发胶、沐浴乳等含香味制剂的“定香剂”中，以避免添加香料快速释出。而 DBP 目前所知大多是添加在指甲油内，DEHP 则广泛用在和食物有关的容器，如盛装热汤、热食的塑料袋及塑料碗中，这些都可能造成孕妇体内塑毒超浓。

即使不是热食，装泡沫红茶的冷饮杯也会释出微量塑化剂，加上超市或商场的塑料盒装盒饭需要微波加热，家庭主妇常用保鲜膜或塑料容器微波食物，种种因素加总起来，不只是孕妇，一般人体内的塑毒超量也不足为奇。

另外有一点也需提醒，儿童玩具多为塑料材质，严格说来其中的塑化剂总含量需小于0.1%，但在抽检时仍常发现不合格商品，因此家长们要自行严格把关。

远离塑料毒素的小提示：塑料容器在第一次使用前，先用小苏打加温水清洗，因为双酚A在第一次使用时释放较多；塑料容器只用于装冷开水；绝不把矿泉水放在温度高、光照强的地方；避免用刷子清洗，易留下刮痕，造成有毒物质溶出；不用洗碗机、烘碗机清洗塑料容器；塑料容器刮伤、雾面、变形应避免使用；尽量少喝瓶装饮料，多喝家中自煮的开水。

第 25 课　住宅质量关乎你的健康

一般人挑选住宅，大都考虑房子大小、价格、周边环境及生活配套设施等方面，对于居家住宅健康、安全则考虑得较少。那究竟什么是健康住宅？如何鉴定判别健康住宅？

“健康住宅”的基本概念，是指拥有绿地、大楼间距、采光良好，使用无毒害的建材、适宜人居住的空间设计。这个概念在 2003 年 SARS 过后成为楼市的特殊名词。包括低密度开发的住宅小区，邻近大型开放空间如公园、绿地等的小区，通风采光佳的独栋电梯住宅大楼、别墅，具有健康休闲概念的小区，都算是健康住宅的范畴。“健康住宅”还可以进一步延伸到建筑本身，如无毒害的建材、适宜人居住的空间设计，能使居住者在身体上、精神上都处于良好状态，以及具有环保概念、绿建筑的住宅，都是健康住宅的最佳定义！

精挑健康住宅不吃闷亏

健康住宅有一定的评量标准，世界卫生组织提出一套标准，作为衡量住宅健康与否的依据，这套标准分别依照温度、湿度、噪音、建材、日照时间等15项条件，判别健康住宅。详如下表所列。

世界卫生组织制定的标准健康住宅

项目	要求
化学物质	引起过敏的化学物质浓度很低。
装修材料	尽量不使用易挥发有毒物质的化学胶合板和装修材料。
换气设备	装有性能良好的换气设备。
排气设备	厨房或吸烟室要设局部排气设备。
温度	全年温度保持在17℃ ~27℃。
湿度	室内湿度全年保持在40%至70%之间。
二氧化碳	二氧化碳低于1 000 ppm。
粉尘浓度	悬浮粉尘浓度低于0.15毫克/平方米。
噪音	噪声小于50分贝。
日照	一天日照在3小时以上。
照明设备	足够亮度的照明设备。
抗灾能力	有足够抗自然灾害的能力（包括抗震强度及防火材料）。
私密性	具足够人均建筑面积，确保私密性。
照护要求	便于照护老人与生理残障者。
安全入住时间	若建材含有有害物质，在竣工后间隔一段时间才能安全入住。

如果我们的住宅附近有威胁生命或干扰生活的因素存在，就可以归为不好、不健康的住宅，能避免这样的住宅最好尽量避免。

14 个住宅周围的嫌恶设施

类别	项目	嫌恶原因
生命威胁	飞机场	飞机起降噪音大、飞行安全事故影响安全。
	加油站	车流量多、油气易燃，意外发生时直接波及民房。
	天然气公司	天然气易燃，意外发生时直接波及民房。
	高压电塔	电流量大，气候不佳时，易发生意外，当然也包括电磁波。
生活干扰	庙宇	焚烧纸钱，制造烟尘，各种仪式噪音扰人。
	高架桥	临近高架桥，车流量大，噪音扰人，私密性差。
	铁路	火车噪音扰人。
	加工厂	白天机械运作噪音扰人，搬卸货物时，车辆进出不易。
	夜市	一到晚上人声鼎沸，而且环境脏乱，蟑螂及老鼠成灾。
	特殊行业	与普通上班家族作息相反，入夜后才开始营业，出入人员复杂，治安差。
	垃圾场	垃圾车出入，卫生条件不良。
	焚化炉	垃圾车出入、卫生条件不良，以及废气排放问题。
	坟墓	坟墓为一般人心目中的不祥之物，忌讳与坟墓为邻，且坟墓阴气太重，住得不安稳。
	殡仪馆	阴气太重，经常举行丧葬仪式，干扰居家安宁。

买房新趋势：室内环境指标

住宅的环境健康与否，除了前面所提及的建筑物外的部分相当重要之外，室内的环境质量也是很重要的。现在有一个住宅的“室内环境指标”，这个指标是以音环境、光环境、通风换气与室内建材装修等四部分为主要评估对象。主要是评估室内环境中，隔音、采光、通风换气、室内装修、室内空气质量等影响居住健康与舒适等环境因素。

一个健康的室内环境，每人每小时至少要有 30 立方米的新鲜空气。一般人们夏天怕冷气散失而紧闭门窗，冬天怕冷也不敢开窗，这些都会造成室内污染物持续累积而影响人体健康。住宅也像人一样需要呼吸，找个时间打开窗，换掉室内污浊的空气、引进室外新鲜的空气。有些建筑结构和通风状况原本就不好的住宅，可以在门窗开口处安装通风扇，利用机械通风。此外，还要注意厨房与厕所的通风，避免造成疾病传染。

但是，我们很多人都已经买房了，而且买房的时候不懂室内环境质量是怎么回事，这会不会有什么问题呢？已经买房子的人如何才能防止和减少室内的环境污染呢？其实不必太过担心，只要在装潢前或购买家具时，拥有室内环境健康的概念，妥善规划空间大小、材料使用量与室内通风状况就可以了。

认识绿色建材

家居装潢或购置家具时，为避免某些有害物质（后面章节会详述）残存，最好的方法就是不要做不必要的装潢，以简单的粉刷和现成的系统家具或组合隔间进行室内装修即可。这样一来，不但可以避免日后拆除产生大量的废弃物，也能养成简约朴素的好习惯。如果一定要动工，也建议大家尽量选择绿色建材。

1. 绿色建材的定义

1992 年国际学术界为绿色建材下定义为："在原料采取、产品制造、应用过程和使用后的再生循环过程中，对地球环境负荷最小、对人类身体健康无害的材料，称为绿色建材。"

2. 绿色建材的特性

即是可以再使用（Reuse）、再循环（Recycle）、减量（Reduce）、低污染（Low emission materials）。

3. 为什么要使用绿色建材?

台湾地区地狭人稠，大多数室内空间均有装修建材使用过量与使用人口密度过高的困扰，造成许多材料的浪费和产生新的室内污染源，也导致罹癌风险值及呼吸道疾病发生率偏高。

为有效控制室内污染源、延长建筑物生命周期与材料再利用，建议大家使用符合标准的绿色建材，以保护使用者健康并维护环境。

4. 台湾地区的绿色建材有哪些?

台湾地区的建筑产业现以"人本健康，地球永续"为绿色建材提倡的精神，并据此确立绿色建材的评估机制，共分生态、健康、高性能与再生四大范畴，期以本土化气候条件、风俗民情，为既有之建材产业诊断，为人们之生活环境把关，并提高建材性能，希望未来能与国际建材评估体系接轨，提升产业的国际竞争力。

四大范畴的评估标准：

（1）生态绿色建材：“无匮乏危机”与“低人工处理”。

（2）健康绿色建材：低“甲醛”、低“总挥发性有机化合物”逸散。

（3）高性能绿色建材：“透水”、“隔音”。

（4）再生绿色建材：“减量”、“再利用”、“再循环”。

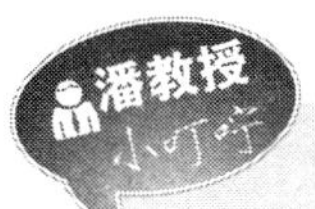

我们想了解自家住宅的健康状况，可自行核对是否有以下的情形，作为住宅健康的自我检测。

1. 每天清晨起床时，感到胸闷、恶心，甚至头晕目眩。

2. 家庭成员经常容易感冒。

3. 不吸烟，也很少接触吸烟环境，但经常感到嗓子不舒服、有异物、呼吸不顺畅。

4. 孩子常咳嗽、打喷嚏、免疫力下降。

5. 家人常有群发性的皮肤过敏等。

6. 家人共有一种病，离开这个环境后（例如出差或度假），症状就有明显变化和好转。

7. 新婚夫妇长时间不孕，查不出原因。

8. 孕妇在正常情况下，发现胎儿畸形。

9. 室内植物不易存活，同样方式照顾，在别人家存活得很好。

10. 宠物莫名其妙死掉。

第 26 课　易被忽视的居家空气污染

长期处于中央空调的办公大楼里，会不会经常感觉到精神不振、胸闷、窒息感，没有感冒却经常性地咳嗽？如果你有这些症状，很可能是得了“病态建筑物症候群”。

32 岁的陈先生，是位高血压患者，某次因咳嗽症状开感冒药，服用一个月仍未见好转，医生一翻病历，发觉他上个月也拿了感冒药，于是问他是上次的感冒没好还是又感冒？陈先生表示本来吃了药好一些了，但是办公室的同事一会儿这个咳嗽，一会儿那个咳嗽，所以他又咳了起来。医生细心问诊，询问他办公室的同事除了咳嗽是否有发烧、流鼻水、喉咙痛等症状？陈先生回答说：都没有，只是咳嗽。医生再继续问他：办公室搬多久了？陈先生回答说两个月。综合陈先生的叙述，医生判断陈先生患的是典型的新装潢办公室造成的“病态建筑物症候群（Sick Building Syndrome）”！

病态建筑物症候群（SBS）——致病屋，是指在房屋内的空气污染物（包括有机化合物、甲醛、二手烟等等）累积到一定程度后，人在屋内停留吸入导致身体产生非特异性的症状。而相关的症状很可能是由多个因素造成，例如不良的换气让二氧化碳量增加、通风不佳、装潢家具含有挥发性化学物质散发不出去或有人在大楼里吸烟等，这些情形造成的恶劣的室内空气质量是让人不舒服的最主要原因，连同建筑物室内空气污染物都会让人生病。那该如何确认我们的房子或办公室是不是致病屋——会不会导致我们发生病态建筑物症候群？

依据世界卫生组织发布的病态建筑物症候群的表现，主要有以下 8 个症状：

1. 眼睛、角膜、鼻黏膜及喉黏膜有发痒疼痛等刺激症状。

2. 嘴唇等黏膜干燥。

3. 皮肤发痒并出现脱屑、红斑、荨麻疹、湿疹等。

4. 人们感觉疲劳、精神不济。

5. 引起头痛及呼吸道反复感染的症状。

6. 经常有胸闷、窒息般的感觉。

7. 经常产生原因不明的过敏症，比如过敏性结膜炎、鼻子过敏、过敏性气喘等等。

8. 经常有眩晕、恶心、呕吐等症状。

大楼可能有七大污染来源

病态建筑物症候群的出现，是因为房屋内的空气受到污染所造成的。一般房屋内空气被污染，综合起来有所谓的七大污染源，以下把污染源、说明及解决方法制成表格，方便大家一一对照参看。

房屋空气污染源及解决之道

空气污染源	说明	解决方法
悬浮微粒或纤维	悬浮微粒主要来自室外比如汽车、工厂排放的废气；烧香、烧金纸或点蚊香所产生的烟；花粉、昆虫粪便、人及宠物皮屑、打印纸张过程、木工装潢、吸烟等。吸入过多有可能会造成人体呼吸道的疾病，例如气喘、鼻子过敏等，而吸入二手烟甚至会致癌。	减少室外悬浮微粒入侵；避免在室内燃烧纸张或点蚊香；保持室内通风；戒烟。
真菌孢子	真菌孢子喜欢生长在潮湿阴暗的地方，比如浴室、厨房、橱柜等，或是家中有漏水之处，而人长期生活在有真菌的环境下，很可能会诱发气喘。	1. 漂白水擦拭、控制温湿度可杜绝真菌滋生。 2. 漏水尽快处理。
二氧化碳（CO_2）	房屋内二氧化碳的主要制造者为居住在其中的人类，在通风不良或密闭空间内，二氧化碳的浓度会随着室内人数及所待时间的延长，而逐渐累积，等到浓度过高的时候，人们就会觉得头昏脑涨、头痛、想睡觉、反应变慢。	增加新鲜空气的流通。
一氧化碳（CO）	一氧化碳本身无色无味，为防止煤气外漏造成伤害，在天然气或瓦斯内会添加臭味剂；常见的一氧化碳中毒的主要原因是热水器或瓦斯的不完全燃烧。刚开始吸进一氧化碳时，本身并没有感觉，等浓度增加到一定程度，则会产生恶心、呕吐的现象，严重时会造成抽筋、昏迷，甚至死亡。	绝对不要把热水器装在室内或不通风处；煤气炉煮东西一定要有人在旁边，若要离开则要先把煤气炉关掉。

（续表）

空气污染源	说明	解决方法
挥发性有机化合物（VOCs）	油漆、杀虫剂、胶黏剂、蜡、亮光剂、清洁剂等都可能含有挥发性有机化合物，包括苯、甲苯、甲醛、烷类等物质，一旦暴露在空气中，将迅速从液体或固体挥发成气体，长期吸入对人体呼吸道将造成不良影响，比如气喘、肺炎等。	采用挥发性低的无毒材料，或选择耐燃性高与无烟毒的装修建材。
石棉	常用来隔间或做成天花板的硅酸钙板，有一些不良商人会在其中加入石棉，也可在塑料地砖、地板及补墙材料或是管路的绝缘装置中发现石棉的踪影，其无色无味，体积相当小，可以深入人体微血管中。长期吸入石棉纤维会导致呼吸功能减退，甚至形成石棉沉着病，即因肺部组织纤维化导致肺部结疤，长期积聚在体内有可能在10～40年后引致肺癌及间皮瘤（胸膜或腹膜癌）。	避免使用含有石棉产品；如果发现有石棉，应找专业人员拆除。
氡气	氡是一种无色、无味不易被察觉的天然放射性气体，主要存在于花岗岩、大理石等石材中，吸入过多有可能导致肺癌。	勿使用过多的石材，尽可能保持室内通风。

我们清楚了居家空气污染的七大杀手是影响居家空气质量的污染源，若进一步深究的话会发现，装潢时使用的材料，也是居家污染的一大来源。但凡涂料、黏合剂以及木质板材，都是造成室内空气中苯和甲醛的主要来源。

装潢房屋应选用环保产品

装潢时用的家具漆、墙面漆和各种黏合剂等材料，是造成室内空气中苯污染的主要来源。我们要避免污染的产生，在选购时就应尽量选用水性漆或其他环保产品，少使用含挥发性有机物的油漆，尤其在进行墙面涂饰工程时，通常会进行基层处理，如涂刷接口剂，以防止墙面脱皮或者裂缝。可是有些施工方选用低质量的底漆，或在涂刷时加入大量的有机溶剂，这都会造成室内严重的苯污染。由于大量有机溶剂被封闭在表漆和墙面之间，因此会长时间在室内挥发，短时间内不易消散。

另外，装潢用的各种复合地板、木芯板、贴面板与密集板等材料，是造成室内甲醛污染的主要来源。根据相关规定，板材的甲醛含量必须在1.5 mg/L以下才可用于室内装修、组合家具和室内家具。目前已有厂商生产无甲醛的木板或家具，甲醛含量在0.3mg/L以下即可称为无甲醛的家具，比如我们常听到的环保绿色建材组合家具就是这种。潘主任建议室内用木夹板的安全含量一定不要超过0.5ppm的标准，但这种建议却经常被消费者忽略。若长期处于含有甲醛的空间内，会对身体产生不良的影响。

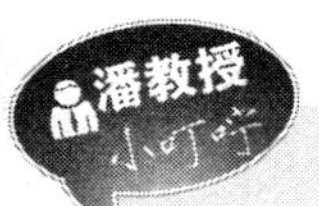

如何保持屋内空气质量的安全健康？选用绿色建材的材料及产品；提高室内通风效率；丢掉有害家具；种植能净化空气的植物；使用触媒净化空气；减少室外悬浮微粒入侵等都是不错的办法。

第 27 课　小心空调病上身

夏天气温升高，躲在冷气房狂吹冷气消暑，成了很多人最大的享受。但不断进出冷气房会出现头痛、全身不舒服、口干舌燥等症状，到医院也检查不出什么毛病。如果出现这些状况，很可能是空调病上身了。

“空调病”指的是在有空调的屋子里上班或整天在有空调的环境里所产生的不适应症状。通常以血液流通不良所致的筋骨酸痛，以及经常进出室内、室外，温度相差过大所引发的头痛、头昏较为常见。另外，下肢无力、口干鼻痒、咳嗽、胸痛等疑似感冒症状的情形也屡见发生，因此又称为“空调综合征”或“空调不适应症”。

事实上，种种因为空调设备（包括冷气机）问题所衍生的疾病，除了上述的“空调不适应症”之外，还有以下两种：

1. 细菌性感染疾病

研究发现，空调设备本身因储水、温度适宜而成为细菌、霉菌的温床，包括绿脓杆菌、棒状杆菌、芽孢杆菌、金黄色葡萄球菌，以及引发过敏的元凶小虫等。

2. 过敏性反应

如前所述，空调设备中暗藏的小虫会诱发过敏性气喘；而空调温度若调得过低，下喉部肌肉即可能出现“冷过敏”，而使嗓子变哑或造成喉痛。

现代化空调设备固然给人们提供了良好的工作场地和休息环境，但近来不断有疾病案例证实，如果长期待在冷气房，汗腺容易闭塞，身体对冷热调节能力下降，抵抗力也变差，长期血管收缩会造成肢体末端循环不良，甚至血压上升。

长期吹冷气，体温调节易失灵

长期关窗吹冷气，室内空气不流通，会让室内二氧化碳浓度上升，导致大脑运作状况变差，不仅会让人昏昏欲睡，脾气也会跟着变差。而一直进出有空调的房间，过大的温差变化也会让支气管不停收缩和扩张，气喘体质的人容易发作。如果一天 24 小时都在吹冷气，血液循环就会变差，加上不运动，关节不易获得养分，可能会吹出关节酸痛。如果空调滤网没有定时清洗的话，容易导致霉菌、尘螨满天飞，会导致眼睛发痒以及鼻子过敏，让人相当难受。

人体最适合的温度是 22℃ ~ 25℃，相对湿度为 30% 到 60%。因此我们开空调时，温度勿低于 25℃，否则长期吹空调，易使体温调节中枢失灵，再遇到高温环境便无法排汗，甚至会在有空调的环境里中暑。而下肢、腰部的血液循环也可能因长时间吹空调而变得不佳，引起肠胃不适、女性生理周期异常等症状。而且鼻腔、喉咙的黏膜也会变干燥，丧失阻挡外物入侵的能力，抵抗力变差。

引发空调病的5大原因

1. 肌肤外露

在有空调的房间中，穿太少会使外露肌肤大面积碰触到冷空气，导致肌肉关节疼痛。

2. 温度急遽变化

身体可接受的温度差约为5℃，若室内、室外进出频繁，室内外温差超出此范围，身体就会一时无法适应，容易出现体温尚未下降，肌肤温度却快速下降的情况，造成自律神经失调。

3. 运动不足

长期坐在有空调的房间里，缺乏运动，肌肉的发热功能就会降低，血管也较难收缩。特别是女性的肌肉量较男性少，发热量相对更低，更需要藉由运动来促进发热。

4. 久坐不起

长时间不活动，维持坐姿，会导致血液循环不顺畅，手脚容易感到冰冷，体内机能失调。

5. 吃、喝过冷食物

吃太多冰冷食品，会减弱体内发热机能，让体质转变为寒性。

空调房中应多穿衣服保暖

过敏体质患者，罹患风湿、关节炎者，干眼症或原本泪液就较少的人，是“空调病”的高危人群。过敏体质患者经常进出有空调的房间，由于室内外温差过大，一进到有冷气的环境中就会流鼻涕、打喷嚏、咳嗽不停，这除了是过敏体质在作怪，也是冷气所诱发的。

罹患风湿、关节炎者，长时间待在有空调的房间中，患部也会因低温而出现血液循环不良，或因为久卧而使得关节酸痛，病情复发；因此待在冷气房中宜穿长袖衣裤保暖，以免身体变僵硬。

干眼症或原本泪液就较少的人，在有空调的房间中，泪液将加速蒸发。佩戴隐形眼镜或需长时间操作计算机，或是整天伏案苦读的考生，更容易出现泪液不足、眼睛干涩的现象，应避免冷气直接吹，并定时休息、眨动眼睛，以补充泪液润滑。

预防空调病8大对策

如何在炎炎夏日既享受空调的怡人舒适，又不与空调病结下恶缘？专家提供预防空调病8大对策，请牢记在心并确实遵行，定能度过一个“凉”夏。

1. 摆放一盆水或摆设室内植物，都能增加室内湿气。

在有空调的环境中气温过于干燥，容易导致人体不适或肌肤干燥的状况。在室内摆放一盆水，可有效维持室内湿度。而室内植物也能增加湿气，同时减少二氧化碳浓度，达到调节室内空气的目的。

2. 多喝温热水，避免体内水分流失，同时肌肤保湿、眼睛热敷的工作不能少。

长期待在空调房内，体内外都需要补充水分。除了按需按时补充温水，也要趁身体含水量高的时候将水分留在皮肤当中，所以在进入空调房之前最好使用保湿乳霜并及时补充。而眼睛也需要热敷以获得休息。

3. 开冷气时，最好不要低于25℃。

避免室内、室外的温差过大，否则容易造成自律神经失调。

4. 稍微打开门窗，维持室内空气对流，减少病菌感染人体的机会。

5. 时常换洗空调的滤网，减少霉菌滋生。

6. 刚进入有空调的房间时，应多加一件衣物，让身体渐渐适应室内温度后，再考虑脱下。

而停留在室外的时候，不妨做一些暖身操，动动手脚扭扭腰、伸展关节。

7. 多做运动维持免疫力。

平时定期运动可维持良好的血液循环功能，在低温的时候可以迅速感应温度进而提升体温，增加肌肉发热量，减少手脚冰冷的情况。

8. 多吃平温性食物。

如姜、葱、蒜、牛蒡、山药、南瓜、胡萝卜、樱桃等，可以增强免疫力，预防冷气病。

另外，也可以藉由一些小帮手来解决冷气中保暖的问题。例如头、颈、肩等，是最容易接触到冷空气的地方，除了穿上有领子的衣服或加一件薄外套外，搭配一条丝质围巾围住脖子也是不错的选择；还有越到四肢末端，血液循环越不容易畅通，所以常常有人手脚冰冷，尤其是女性朋友，建议可戴手套、穿能保护到小腿的长袜子，让血流能迅速到达手、足部，或者喝一点姜茶驱寒，再起来动一动，效果会更好；睡觉时，在腹部多盖一件薄毯，可维持内脏温度不使身体受寒。

最后，还是要提醒读者们，不论哪种体质，进出或久待在有冷气的环境中都要懂得自我保护，外在保暖，内在则增强身体的御寒能力和调控机制，否则身体的免疫力会随着冷气温度愈降愈低，那就麻烦了。

以下介绍几个“健康吹冷气，凉爽又省电”的小技巧，既能享受舒适，又可节省腰包。

1. 冷气温度设定在26℃～28℃左右最合适。因为这样做不仅可避免室内、室外温差太大，而且根据数据显示，冷气温度每调高1度，约可省下8%～10%的电费。

2. 白天可拉上窗帘或百叶窗，减少阳光直射入室内而减弱冷气效果；但要注意窗帘和百叶窗得时常清洗或擦拭，以免藏污纳垢。

3. 冷气和电风扇一起使用，可让室内冷气分布均匀，增强效果，降低电力消耗。不过切忌对着人直吹，否则容易造成头痛或关节酸痛。

4. 就寝前使用定时装置，吹3～4小时即可，无需整夜开着空调，因为人睡着后体温会降低，室外气温也会变凉。

第 28 课　厨房锅碗瓢盆，该怎么使用最安全？

我们每天做菜使用的锅碗瓢盆，都是用不同的材质做成的，应该怎么用才能令人安心呢？本课针对常用的锅具，一一介绍它们的成分特性以及使用时的注意事项，让大家能用得安心、吃得愉快！

不锈钢锅

不锈钢是一种合成金属，其成分为铬镍铁，由生铁与铬镍等混合而成，具有导热佳、易清洗、防锈、耐酸碱等特性，使用时要注意不能用大火。不锈钢锅不宜用来煮中药，因为不锈钢在高温下会与中药里的生物碱和有机酸发生反应，产生有毒物质；也不要用强碱和强氧化性的药剂来清洗不锈钢餐具；发现不锈钢餐具变形或者表层破损，应马上更换。

不粘锅具

不粘锅的锅内多半涂有铁氟龙材质，防酸、防碱，不容易与其他物质发生化学反应，可减少用油量，食物不粘锅。在使用不粘锅烹煮时，温度尽量不要超过260度，不可使用不当的锅铲，以免刮伤化学涂料。铁氟龙（Teflon）是一种树脂，化学名称叫做聚四氟乙烯，由于铁氟龙是由碳原子和氟原子组成，不含氢，不会和氧发生反应，常被用来涂在平底锅表面，制成所谓的“不粘锅”。铁氟龙涂料在烹调器具制造过程中往往会添加许多化学物质，譬如黏合树脂、色料及填充剂等，而这些添加物中部分是有毒化学物质，如全氟辛烷磺酸（PFOS）、全氟辛酸（PFOA）等。

不粘锅保养方式：首次使用前，要把标签撕去，用清水冲洗并擦干，涂上一层薄薄的食用油（牛油及猪油除外）作为保养，再清洗后才能使用。烹调时应用耐热尼龙、塑料或木制的锅铲，避免尖锐的铲具或金属器具损害不粘锅的表面。不粘锅传热均匀，使用时只需用中至小火，便可烹调出美味食物。采用大火时，锅内必须有食物或水。使用后须待温度稍降，再用清水洗涤，不能立即用冷水清洗。遇上顽固污迹，可以用热水加上醋或小苏打粉，浸泡后以海绵清洗，切勿以粗糙的纱布或金属球大力洗擦。

陶锅

由一种砂质陶土材料做成，锅具本身经长时间加热，会发出远红外线，烹煮易熟。耐高温，长时间烹煮佳，适合熬中药，炖补汤。陶锅使用时要注意，勿重摔或从高处落下，以免锅具受损；锅具清洗时需待其热度降低后再冲水洗净，以免锅壁冷缩热胀导致裂缝产生；长时间不用时可晾干后再用报纸包起来存放；新锅使用时可用洗米水或茶叶水加至八分满，沸腾10～15分钟后将水倒出晾干或烘干即可；长时间不用再取出来用时，请先将锅具装水泡1～2小时后再使用，才不会导致裂缝产生；不可搭配快速炉、电磁炉、电炉等使用。

铝锅

铝是一种传热快，且温度均匀及价廉物美之材质，但易产生氧化现象，使锅具变黑、变形。与酸性物质接触，易释出铝离子，或长期接触空气，表面也会产生氧化物，过量的铝离子可能会影响健康，现在多被不锈钢锅取代。

瓷盘

由瓷土烧制而成，表面光滑明亮耐高温。在使用时要注意，内层镶金边、上釉的瓷盘，不能使用于微波炉。有些劣质的瓷盘在制作过程，为了保证色彩鲜艳，在彩釉中加入铅、汞等有毒重金属，长期使用会伤害内脏器官。相比之下，目前市场上销售的釉下彩、釉中彩和白瓷不含铅，较为安全。但这并不意味全白的瓷盘就不会有问题。如果制作陶瓷的黏土不合格，也可能引发铅中毒等疾病，最好购买经过检测认证的瓷盘。

玻璃容器

玻璃材质不会吸附食物气味，易清洗。在使用时要注意，并非所有玻璃容器都耐热。由于密度不同，有些只能耐热到70度，不仅不能微波，甚至刚煮沸的热水冲下去都会破裂，但较为环保与安全。

美耐皿餐具

由树脂和塑化料合成制作出来，其中一种塑化料就是三聚氰胺。耐磨耐摔，价格便宜容易洗涤。美耐皿餐具最大的问题在于不耐高温，不能微波，在高温95℃的情况下经过30分钟或有刮痕情况下盛装热食，可能释放有毒物质三聚氰胺，最好少用。

1. 消费者在挑选购买时，应选择经过质量认证的锅具、餐具，确保其在制作过程没有加入有毒物质。

2. 家中水瓶最好使用不锈钢及玻璃。

3. 微波容器最好使用素瓷器或玻璃制品。

4. 陶瓷锅具或餐具、汤匙，接触食物面最好是素色。

5. 玻璃器皿应选择有耐热、不含铅和重金属标志的材质。

6. 不用铝材质的锅具烹煮西红柿酱等酸性食物。

第29课　手机电磁波真可怕

现在，很多人开始担心电磁波会影响健康，手机电磁波真的会致癌吗？该避免哪些错误的使用方法呢？

随着科技的发展，各式电器电子用品在生活中变得几乎不可或缺。但当我们享受着便利生活的同时，也正面临被电磁波包围的威胁。然而电磁波之所以可怕，正是因为它的无形，一般人不知道自己已经被笼罩在辐射圈里，直到健康状况突然亮起红灯，我们才开始检视周遭环境，并怀疑辐射带给人们负面的伤害。

以现在几乎人手一部手机来说，到底手机电磁波是否真的会影响健康呢？虽然世界卫生组织于2007年的专文中提到“不排除极低频电磁场对儿童有致癌的可能”。不过，到目前为止仍没有公证单位以确切的数据证实手机发射出来的电磁波对人体的危害程度。

电磁波的种类与影响

电磁波是什么？电磁波是辐射的一种，辐射依能量的强弱可分为三种：

1. 游离辐射：指的是一种能量较强的辐射，可破坏生物组织细胞分子，如 α、β、γ 及 X 射线。游离辐射的来源可区分为天然来源，例如：宇宙射线、土壤岩石中自然存在的放射性元素所产生的辐射；以及人工来源的，如辐射钢筋、医疗放射线诊断及治疗、核电厂等。所有的游离辐射都没有所谓安全剂量，换言之，凡是多暴露一分，则会有多一分的危险。

2. 非游离辐射（有热效应）：能量弱，不会破坏生物细胞分子，但会产生温度，如微波、可见光、红外线及紫外线。

3. 非游离辐射（无热效应）：能量最弱，不破坏生物细胞分子，也不会产生温度，如无线电波、电力电磁场。

手机基地台为非游离电磁辐射波，是频率小于 3 ×1 015 Hz 之频段。除了以电磁场频谱作为手机电磁波的参考依据外，一般来说，检验手机产品所产生的电磁波热能，还可以参考 SAR 值（Specific Absorption Rate）。SAR 值是指手机产品中电磁波所产生的热能，对人体产生影响的衡量数据，SAR 值愈大，表示对人体的影响愈大；反之则影响较小。（各家手机 SAR 值，可以参考国外的网站 Environmental Working Group 上公布的数据）。

拨号码时电磁波最大，有碍健康

虽然现阶段没有任何数据证实手机电磁波的危害，但可以知道的是，电磁波对健康绝对是没有好处的。一般来说，手机待机时电磁波较小，通话时电磁波大一些，而在手机号码已经拨出而尚未接通时，电磁波最大，辐射量是待机时的3倍左右。在这里，我们也整理出六项会增强手机电磁波的错误使用方法，在日常使用手机时，大家应尽量避免，以免对健康产生不利影响：

1. 移动电话忌“移动”

有些人喜欢在通电话时来回走动，殊不知频繁地移动位置会造成手机信号的强弱起伏，手机总是向发射站传送不断变化的无线电波，从而加大手机的辐射量。同理，在行驶的车上以及其他正在移动的交通工具上打手机，也会加大手机的辐射量。

2. 使用手机忌趴墙角

在某些情况下，我们经常为了避免别人听到自己谈话的内容，或者避免打扰他人的工作而常常选择到角落接听电话。实际上，这是一种很不好的习惯。在角落使用手机时，其信号通常较差，这会使手机的功率自动加大，从而造成辐射强度增大。

3. 手机不要挂在脖子上或别在腰间

手机的辐射范围是一个以手机为中心的环状带，而手机与人体之间的距离决定了人体受到辐射的强弱程度。如果手机经常靠在腰部或胸部，其产生的辐射会影响人的生育能力和心血管功能。因此，正确的做法是把手机放在随身携带的皮包中，并尽量把它放在皮包的外层，以确保它尽可能远离人体，同时也可以保持信号畅通。

4. 尽量让手机远离耳朵

当手机上的电话刚刚拨出而未接通时，其辐射强度会明显增大，此时应让手机远离头部，间隔约 5 秒钟后再进行通话。另外，当手机信号变弱时，许多人都会将手机贴近耳朵以听清对方的声音。但手机的功能原理是：当其信号较弱时，它会自动提高电磁波的发射功率，导致其辐射的强度增大，所以此时把手机贴近耳朵，会使头部受到的辐射强度成倍增加。

5. 电量不足及时充电

当手机电池只有一格或两格电时，请赶快充电，因为这时候手机发出的低频电磁辐射非常强。据称，当手机只有一格电的时候，辐射是全格的 1 000 倍。

6. 手机信号弱时少接听电话

根据研究报告指出，不同信号强度，手机的电磁波也明显不同，在弱信号环境下拨打手机，辐射明显增大。所以，在手机信号不好的时候也要尽量避免打手机。

1. 手机贴近脑部后，其长时间的连续辐射会使人的脑部受到干扰。因此，专家建议，人们准备长时间通话时，应改用固定电话或使用耳机。

2. 当手机铃响时别急着接，手机在接通瞬间及充电时，释放的电磁辐射最大，因此最好在手机响过一两秒后再接听电话。

3. 手机充电时不要接听电话。

关于幽默风趣的保健室主任

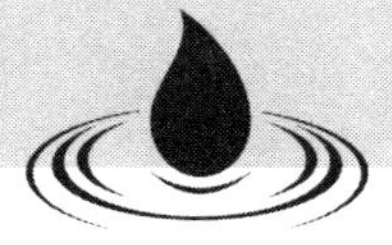

中年男子的魅力——潘怀宗博士/教授

这是 BODY 杂志创刊 15 年来第一位专访的男性。

能登上杂志的人，女的要美，男的要俊俏，偏偏这位“师奶杀手”两种基本条件都不具备，但他凭什么能上以“美”为出发点的时尚杂志？他的魅力全来自强烈的亲切感，他比任何一个人都懂得保养，这个保养却不是外在，而是内在，他就是药理学教授——潘怀宗博士。

他虽不是医生，但什么疾病都能讲，而且讲解得比专科医师都还要清楚，且浅显易懂，称得上是第一位用非常口语化的表现方式来讲解医学、教人们认识疾病、注重保养的人。潘怀宗的个人特质，让老人、小孩都愿意听他讲话，听他上课。

爽朗的笑声与亲切的笑容是师奶杀手的武器

录像前 10 分钟，潘老师总是笑眯眯地走进摄影棚，从容不迫地拿出数据，整场录像都是他爽朗的笑声。这位保健室主任一点都不严肃，头脑清晰得不行，让人很难想象他是个每天早上六点钟就准时起床的人。对我们这些小辈来说，早起是一种折磨，虽然我也是天天六点起床，但到了录像时间，却已经是哈欠连连，然而坐在一旁的潘老师却仍是精神奕奕。

看得开，不计较，让自己常保心情愉快

家中排行老二的潘怀宗，也是唯一的男丁，却没有任何上有高堂老母、下有妻子儿女的压力。

为什么他每天心情都可以如此地开朗？潘怀宗笑着说凡事别太计较，要看得开，自己拥有乐天派的个性，碰上再难搞的事，都可一笑置之。“哎呀，我的个性就是这样，你不能改变别人的想法，但是却可以改变自己对这件事情的看法，这样就好啦，哪会有什么烦恼！每天都要过得很快乐。”

早上七点准时进入阳明大学医学院办公室，开始处理公事、开会、上课，接着离开学校，处理选民意见，录像，午餐只吃清淡食物，不吃太油腻的食物，因为油腻会让人犯困。午餐吃得愈简单愈好，蔬菜的量一定要比肉类多，从不用咖啡提神，这就是让他在下午能继续保持充沛体力的方法。

晚上打电话到潘老师家，一定能找得到他，因为他从不外宿，他是爱家的男人（典型巨蟹座），像新好男人一样，喜欢把时间留给家人，而不愿在外面应酬。

他自嘲地说，自己是跟着太阳作息，太阳出来他就出去上班，太阳下山他就回家，秉持着“日出而作、日落而息”的生活态度，不喜欢晚上没事还待在外面。他一直强调自己不喜欢应酬，几乎是讨厌应酬，这跟许多晚上要赶着“跑摊”的人们实在有很大的差别。他说，如果是人情，或是有从远方来访的国外教授，或是需要接待外宾的宴会，就不得不参加了，不过这也是很久才一次。

拉近医病关系的推手

我自己跑医药线新闻已经十多年了，绝大多数的医生不会把深涩的医学专有名词“口语化”，甚至还会夹杂一些英文，有时连我都听得“云里雾里”，那患者更是“有听没有懂”。

社会上常有就医不愉快的事件发生，因此有很多人向潘怀宗抱怨，发泄不满情绪。当时在阳明大学教书时，潘教授就想把健康教育扎根的工作普及化。“我不是一个医生，只是药理学的教授，却听到太多患者对救人的医护人员有着无数的怨言，如医生对待病人的态度骄傲，要不然就是家属问问题，医生都不太愿意回答……诸如此类的声音。”

“后来观察评估之后发现，不是医生不回答，而是医生真的无法回答。”

潘怀宗解释说，若是医生一个上午要看几十个甚至是一百个病人，那一个病人的看诊时间最多也就两三分钟，囿于看诊的时间有限，再遇到病患提出问题时，虽然这些问题对医生来说非常简单，但医生却必须花很久的时间讲解，才能让病人听懂，然后还要赶快消化后面正在排队等待的病患，是真的没有时间、没有办法，因此才会让患者和医护人员的关系愈来愈差，这也让潘怀宗产生了借助媒体这个平台传播健康知识，进而拉近医生与患者沟通平台的想法。

潘怀宗说，由于病人的医学知识有限，有些甚至是道听途说，连基本概念都没有，这样不对等的认知差距，致使医生和病人在沟通上产生了很大的障碍。

譬如说，医生是站在研究所的层次，而普通病患却只有小学生的程度，根本无法交流及对话。为了拉近这个平台，从在阳明大学开始授课到现在，潘怀宗始终不间断地在做健康教育普及化的工作，目的就是希望医生和大众在沟通时减少障碍，甚至是对等沟通。唯有增加大众的医疗常识，才能将医患对话的障碍消除掉。

若是沟通障碍消除，不仅对公共卫生有很大的帮助，医疗纠纷也会减少，医患对立的紧张关系也会有所改善，对提升所有人的健康养生观念更大有裨益。这个目前也只有潘怀宗能做得到，因为人们相信他，认同他。

千人候补听荣阳团队上课

潘怀宗强调，普及健康教育绝不是一个人或一段时间就可以做到的，它需要长时间、多管齐下方能奏效。最首要的就是从筹建阳明大学、荣总医生群的强大授课阵容开始，然后到各大专院校授课，这门课就叫做《基础医学》。这个课程专门在没有设立医学院的学校开设，而台大或是北医就不会开设这门课，因为这些医学院他们自己就可以负责这些课程。阳明大学从有合作的大学，如“中央”大学、交通大学、“清华”大学、政治大学、东吴大学等渐次着手开课。

潘怀宗在开课前就预料到，这将会是一堂非常受欢迎的课程。很多学生喜欢上这堂课的原因是：没想到医疗知识可以这么简单、有趣！的确，在有潘怀宗的电视节目里就不难发现这一点。

“你会非常惊讶，这些法学院、商学院、文学院的学生起初以为，修这堂医学的课会很难，没有人有兴趣，结果并非如此，接受度非常高!”

十几年前在开课时，校方问他需要多大的教室，潘怀宗跟校方说，你有多大的教室就给多大的。刚开始学校只给了一百人座位的教室，结果是教室容纳不下听课的学生，甚至还有一千多名学生在外头等着候补，最后即使是放宽到两百人的教室，还是不够用。

甚至有许多同学跑来跟他反映，从大一到大四都选修不到这门课，要学校拿出办法来解决。后来学校才提出，若是能证明从大一到大四都修不到这门课的人可以优先选修。

曾经有某“立委”、董事长等名人用各种方式，希望让自己的小孩修到这门课，潘怀宗则是一视同仁，请这些名人的孩子也和其他同学一样——“乖乖排队”。

推广健康医学教育不是现在大家所看到的。大学课程早已经在10年前就推动实施，但中间也曾遇到不少的困难，不是担心没学生，反而是遭到有些人的嫉妒。“理由竟是，有这么多人来听课，是因为修这堂课的学生不会被当。还有人硬是鸡蛋里挑骨头，如上课不点名啦，同学就可以自由逃课，才使得这门课大受欢迎。”潘怀宗说，会讲这种话的人根本是在污蔑学生。

后来在校方的恳求下要点名，于是才宣布只要是三次无故不来上课就“当”掉！但仍是有千人在排候补听课的机会。“刚开始开课的理念是，绝不会强迫学生来上课，所以才不点名，想不到竟被讹传为《基础医学》之所以会大受欢迎的原因，这种观念根本就不对嘛！”潘怀宗有点气愤地说。

“若学生不来上课，我就应该检讨自己为什么不能吸引学生来听课，而不是用点名的方式来逼学生上课，很多人认为来这里就是轻松，还被误解是营养学分，唉，真是够了！一般课程不是专业课程，是自由选修课程！”

潘博士健康普通教育大受欢迎

不过，好歹健康教育普及化总算是媳妇熬成婆了，以前只能在课堂上、广播里听到潘怀宗轻松幽默地讲着疾病的预防与治疗，教大家如何保养、爱惜身体。现在，人们也能通过电视，甚至在晚间黄金时段，天天看到《潘博士健康普通教育》，与政论节目和连续剧一较高下，还经常略占上风。

潘怀宗却说，“电视媒体现在才发现，大家真的很需要这样的健康节目。事实上，刚开始没有一家电视台愿意做这种类型的节目，因为觉得不会有收视率，有收视率的只有讲政治、综艺的才有，结果是错的。”

第一个全方位、大规模讲医学健康的节目是在 News 98 电台，当时赵少康找了潘怀宗开《名医 ON CALL》的节目，没想到一炮而红。至今回想起来，潘怀宗说自己是这个节目的开台元老，同时也兴起了健康节目一个接着一个在媒体出现的热潮，也因此让他在 1995 年受 TVBS 邀请，筹划了《健康两点灵》节目，一做就是 4 年。

潘怀宗说，口碑是做出来了，但只有下午时段的家庭主妇可以看到，现在东森财经台开了《57 健康同学会》，让晚上才下班的人也能获得想要的健康信息，这个节目也创下第一个在晚间黄金时段有着超高收视率的纪录，跌破所有电视台高层人士的眼镜。

未来想抱孙子

问潘怀宗未来最想做什么？他说，想抱孙子！嗯，很直接的回答。

他早已向儿女们宣布，孙子们的养育工作，他愿意帮忙，潘怀宗未来还想开孙子幼儿园！理由是，孩子们在成长时他实在太忙，每天能相处的时间仅有送他们上学的那四十分钟。虽然现在最大的儿子只有 21 岁，最快也要再等个六七年才有孙子可抱，不过潘怀宗说，等到儿女们生孩子的时候，他就会比较空闲、有时间了，能教孙子们功课，陪着他们成长。

听到这里，我已经想认潘怀宗博士做干爹了，因为生的孩子都归他教养，真好。

（资深媒体人王瑞玲撰稿，原载于 BODY 杂志 2010 年 11 月号）

图书在版编目（CIP）数据

小养生堂里大教授：吃的是食物还是毒物 / 东森财经新闻台，潘怀宗 著．—北京：东方出版社，2012

ISBN 978-7-5060-4827-9

Ⅰ．①小…　Ⅱ．①东…　②潘…　Ⅲ．①饮食卫生—基本知识　Ⅳ．①R155

中国版本图书馆 CIP 数据核字（2012）第 099527 号

著作权合同登记号　图字：01-2012-3231 号

小养生堂里大教授：吃的是食物还是毒物

（XIAOYANGSHENGTANG LI DAJIAOSHOU：CHIDE SHI SHIWU HAISHI DUWU）

作　　者：东森财经新闻台　潘怀宗
责任编辑：姬　利　陈丽娜
出　　版：东方出版社
发　　行：人民东方出版传媒有限公司
地　　址：北京市东城区朝阳门内大街 166 号
邮政编码：100706
印　　刷：三河市金泰源印装厂
版　　次：2012 年 6 月第 1 版
印　　次：2012 年 6 月第 1 次印刷
印　　数：1—5000 册
开　　本：710 毫米×960 毫米　1/16
印　　张：14.25
字　　数：147 千字
书　　号：ISBN 978-7-5060-4827-9
定　　价：28.00 元
发行电话：（010）65210059　65210060　65210062　65210063

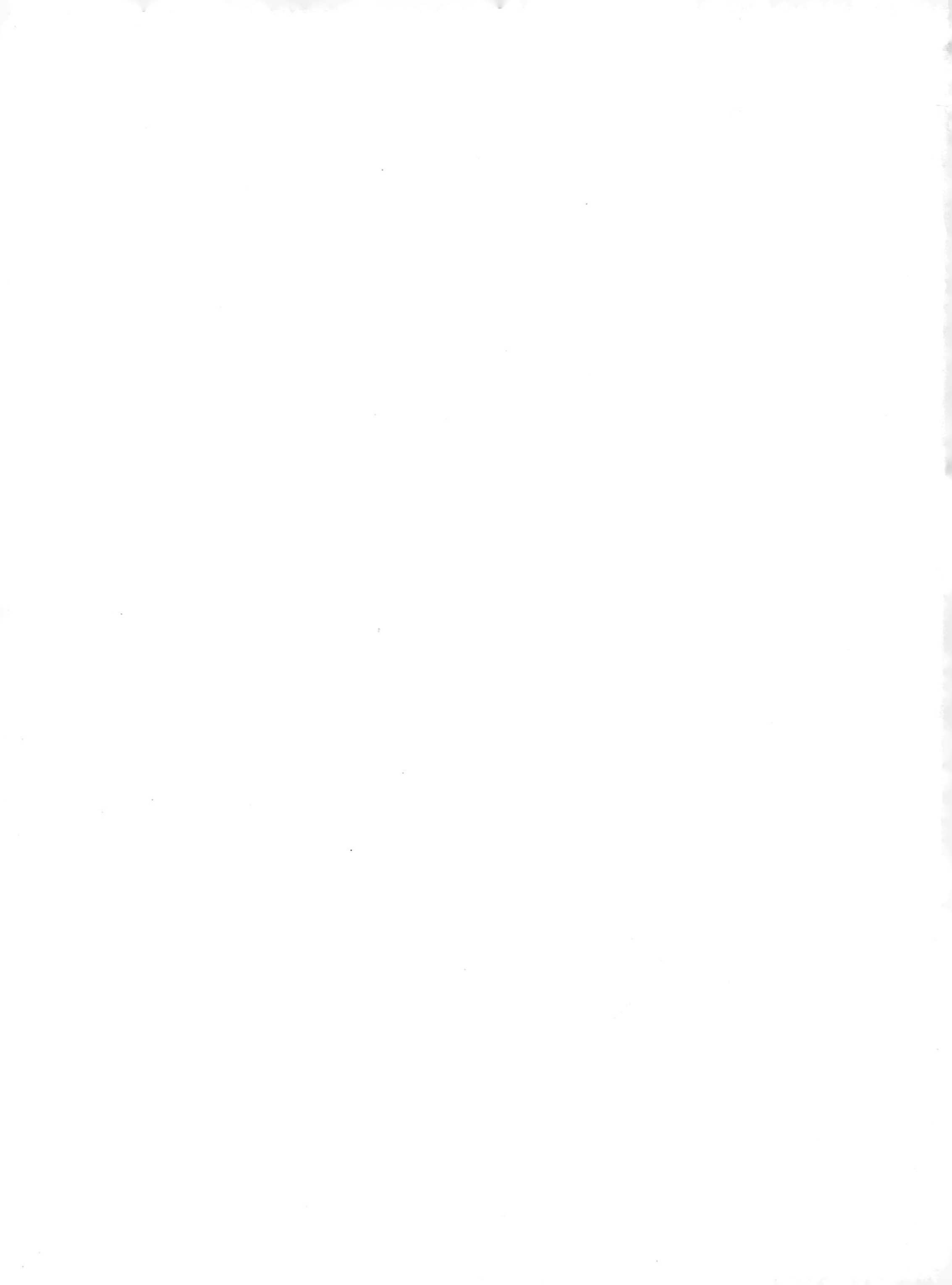